Im Einklang 2: Achtsam leben für dich und deine Mitmenschen

von Peter Gallin

Wessendorf - Naturpark Hohe Mark

Im Einklang 2: Achtsam leben für dich und deine Mitmenschen

Inhaltsübersicht

4) Minimalismus als Lebensstil

5) Bewusstes Konsumverhalten

6) Die Kunst der Selbstfürsorge

Beispiele für Selbstfürsorge

Emotionale Selbstfürsorge: Gefühle anerkennen

Mentale Selbstfürsorge: Gedanken beobachten

Soziale Selbstfürsorge: Beziehungen pflegen

Spirituelle Selbstfürsorge: Die innere Mitte finden

Selbstfürsorge im Alltag integrieren

7) Achtsames Zuhören: Die Kunst, mit Präsenz und Empathie zuzuhören

Was bedeutet achtsames Zuhören?

Die Vorteile des achtsamen Zuhörens

Die Grundlagen des achtsamen Zuhörens

Praktische Beispiele für achtsames Zuhören

Tipps für achtsames Zuhören im Alltag

8) Vergebung: Der Schlüssel zu innerem Frieden

Was bedeutet Vergebung?

Die Bedeutung von Vergebung im achtsamen Leben

Schritte zur Vergebung

Beispiele für Vergebung

Die Herausforderungen der Vergebung

Vergebung als tägliche Praxis

9) Routinen und Rituale: Anker im Alltag für ein achtsames Leben

Der Unterschied zwischen Routinen und Ritualen

Die Kraft von Routinen im Alltag

Rituale als bewusste Pausen im Alltag

Wie Routinen und Rituale Achtsamkeit fördern

Beispiele für achtsame Routinen und Rituale

Routinen und Rituale in den Alltag integrieren

10) Sinnfindung: Der Schlüssel zu einem erfüllten Leben

Was bedeutet Sinnfindung?

Die Rolle der Achtsamkeit bei der Sinnfindung

Beispiele für Sinnfindung im Alltag

Hindernisse bei der Sinnfindung

Wie man achtsam Sinn im Leben findet

11) Non-judgment: Schlüsselkonzept der Achtsamkeit

Was ist Non-judgment?

Die Rolle des Non-judgment in der Achtsamkeit

Wie man Non-judgment praktiziert

Die Herausforderung des Non-judgment

Non-judgment im Alltag: Praktische Beispiele

Im Einklang 2: Achtsam leben für dich und deine Mitmenschen

Willkommen zum zweiten Teil von „Im Einklang: Achtsam leben für dich und deine Mitmenschen". Nachdem der erste Band uns auf eine Reise durch grundlegende Achtsamkeitsthemen wie Atmung, Ernährung und Körperbewusstsein geführt hat, tauchen wir in diesem zweiten Teil noch tiefer in das achtsame Leben ein. Hier widmen wir uns essenziellen Aspekten der Selbstreflexion und der zwischenmenschlichen Beziehungen, die eine bewusste und erfüllte Lebensweise fördern.

Dieser Teil des Buches legt einen besonderen Fokus auf Positive Selbstgespräche und Reflexion durch Journaling. Diese Themen sind wertvolle Werkzeuge, um unsere inneren Dialoge bewusst zu lenken und unsere Gedanken und Gefühle zu klären. Sie unterstützen dich darin, nicht nur achtsamer mit dir selbst umzugehen, sondern auch alte Muster zu erkennen und loszulassen.

Auch die Kunst, Grenzen zu setzen, wird hier intensiv beleuchtet. Viele Menschen tun sich schwer damit, klare Grenzen zu ziehen – sei es aus Angst vor Konflikten oder aus dem Wunsch, anderen zu gefallen. Doch gesunde Grenzen sind unerlässlich, um sich selbst zu schützen und in einer harmonischen Balance zwischen Geben und Nehmen zu leben.

Ein weiteres Kapitel beschäftigt sich mit Minimalismus und Konsumverhalten. In einer Welt, die von Überfluss geprägt ist, lernen wir, bewusst zu entscheiden, was wir wirklich benötigen. Weniger ist oft mehr – und diese Lebensweise kann uns helfen, mehr Raum für das Wesentliche zu schaffen.

Natürlich geht es auch um die Selbstfürsorge, die wir im hektischen Alltag oft vergessen. Mit praktischen Übungen und inspirierenden Beispielen wirst du entdecken, wie wichtig es ist, auf deine eigenen Bedürfnisse zu achten und dir Zeit für dich selbst zu nehmen.

Darüber hinaus wirst du die Kraft des Achtsamen Zuhörens entdecken, eine Fähigkeit, die uns hilft, tiefere Verbindungen zu unseren Mitmenschen aufzubauen. Vergebung, Sinnfindung und Loslassen sind weitere Schlüsselthemen, die dir helfen werden, emotionale Lasten abzulegen und inneren Frieden zu finden.

Jedes Kapitel dieses Buches ist eine Einladung, dein Leben bewusster, freier und erfüllter zu gestalten. Die Achtsamkeit ist ein ständiger Begleiter auf diesem Weg – sie lehrt uns, den gegenwärtigen Moment zu schätzen, bewusst zu handeln und innere Ruhe zu finden.

Möge dieser zweite Teil dir dabei helfen, noch tiefer in die Praxis der Achtsamkeit einzutauchen und dein Leben in Einklang mit dir selbst und deinen Mitmenschen zu gestalten.

1) Achtsam leben: Die Kraft positiver Selbstgespräche

Unsere innere Stimme begleitet uns Tag für Tag und beeinflusst, wie wir die Welt und uns selbst wahrnehmen. Oft sind wir uns gar nicht bewusst, wie stark diese inneren Dialoge unser Denken, Fühlen und Handeln prägen. Positive Selbstgespräche – der achtsame Umgang mit der eigenen inneren Stimme – können unser Wohlbefinden steigern, unser Selbstvertrauen stärken und uns helfen, Herausforderungen des Lebens mit mehr Gelassenheit zu begegnen.

In diesem Kapitel widmen wir uns der Frage, wie wir positive Selbstgespräche kultivieren können, um achtsamer und liebevoller mit uns selbst umzugehen. Dabei geht es nicht nur um oberflächliche Selbstbestätigung, sondern darum, eine tiefe, respektvolle Beziehung zu uns selbst aufzubauen.

Was sind Selbstgespräche und warum sind sie so wichtig?

Selbstgespräche sind die Gedanken, die in unserem Kopf ablaufen – der ständige innere Monolog, der uns den ganzen Tag begleitet. Sie können positiv, neutral oder negativ sein. Negative Selbstgespräche sind oft kritisch und selbstabwertend: „Das schaffst du nie" oder „Du bist nicht gut genug." Positive Selbstgespräche hingegen ermutigen und stärken uns: „Du kannst das schaffen" oder „Du machst Fortschritte."

Diese inneren Gespräche beeinflussen direkt unser Selbstbild und unsere Fähigkeit, mit Stress, Rückschlägen oder schwierigen Situationen umzugehen. Studien haben gezeigt, dass positive Selbstgespräche die Motivation und Leistung steigern und das emotionale Wohlbefinden fördern können. Negative Selbstgespräche hingegen verstärken Stress und Selbstzweifel und führen oft zu einem Gefühl der Überforderung.

Achtsamkeit und Selbstgespräche

Achtsamkeit ist der Schlüssel, um unsere Selbstgespräche zu beobachten und zu verändern. Oft laufen diese inneren Dialoge automatisch ab, ohne dass wir ihnen viel Aufmerksamkeit schenken. Achtsamkeit lehrt uns, innezuhalten und uns bewusst zu machen, was wir uns selbst sagen. Diese Bewusstheit ist der erste Schritt, um eine positive Veränderung herbeizuführen.

Wenn wir achtsam werden, können wir die negativen Muster erkennen und sie mit positiven, unterstützenden Gedanken ersetzen. Dies erfordert Übung, aber es ist eine lohnende Praxis, die uns hilft, freundlicher und mitfühlender mit uns selbst umzugehen.

Negative Selbstgespräche erkennen

Ein entscheidender Schritt in der Arbeit mit positiven Selbstgesprächen besteht darin, die negativen Gedankenmuster zu erkennen. Diese können in verschiedenen Formen auftreten:

Schwarz-Weiß-Denken
„Wenn ich nicht perfekt bin, bin ich ein Versager."

Katastrophisieren
„Wenn das schiefgeht, wird alles ruiniert sein."

Abwertung
„Ich bin einfach nicht gut genug."

Verallgemeinerung
„Mir passiert immer so etwas."

Diese Gedanken sind oft tief in uns verwurzelt, doch mit Achtsamkeit können wir lernen, sie zu hinterfragen. Anstatt sie als unumstößliche Wahrheiten zu akzeptieren, sollten wir sie als das sehen, was sie sind: Gedanken, nicht Fakten.

Beispiel: Achtsamkeit im Umgang mit negativen Selbstgesprächen

Anna hat einen stressigen Arbeitstag hinter sich. Auf dem Heimweg kommt ihr der Gedanke: „Ich werde nie gut genug sein, um diese Beförderung zu bekommen." Anstatt diesen Gedanken als Tatsache zu akzeptieren, hält sie inne und wendet Achtsamkeit an. Sie fragt sich: „Ist das wirklich wahr? Gibt es Beweise dafür, dass ich nicht gut genug bin?" Sie erinnert sich an Erfolge in der Vergangenheit und erkennt, dass der Gedanke nicht der Realität entspricht, sondern eine übertriebene Reaktion auf ihren Stress ist.

Indem sie ihre negativen Selbstgespräche achtsam hinterfragt, kann Anna den kritischen inneren Monolog durch einen positiveren ersetzen: „Ich habe schon viel erreicht und gebe mein Bestes. Ich werde weiter daran arbeiten, meine Ziele zu erreichen."

Positive Selbstgespräche kultivieren

Um positive Selbstgespräche zu fördern, ist es hilfreich, einige Techniken und Übungen zu erlernen:

Achtsamkeit praktizieren

Der erste Schritt besteht darin, sich regelmäßig Zeit zu nehmen, um die eigenen Gedanken zu beobachten. Meditationsübungen oder achtsames Atmen helfen, den Strom der Gedanken bewusst wahrzunehmen und zu erkennen, wenn negative Selbstgespräche auftreten.

Negative Gedanken umformulieren

Sobald negative Gedanken erkannt sind, können sie aktiv umformuliert werden. Zum Beispiel wird aus „Ich bin so schlecht in diesem Projekt" ein „Ich lerne noch, und jeder Fortschritt zählt."

Sich selbst ermutigen

Stelle dir vor, du würdest mit einem guten Freund sprechen. Würdest du ihm dieselben kritischen Dinge sagen, die du dir selbst oft sagst? Wenn nicht, dann überlege dir, wie du positiver und unterstützender mit dir selbst sprechen kannst. Sätze wie „Du schaffst das" oder „Es ist in Ordnung, Fehler zu machen" können kraftvoll sein.

Positive Affirmationen

Positive Affirmationen sind einfache, klare Sätze, die wir uns regelmäßig sagen, um uns auf das Gute zu fokussieren. Beispiele sind „Ich bin genug, so wie ich bin" oder „Ich habe die Kraft, meine Herausforderungen zu meistern." Es geht darum, diese Affirmationen nicht nur als leere Worte zu betrachten, sondern sie tief zu fühlen und regelmäßig zu wiederholen.

Beispiel: Positive Selbstgespräche im Alltag

Max hat vor einem großen Vortrag Angst. Früher hätte er sich gesagt: „Das wird schiefgehen. Ich werde mich blamieren." Doch durch das Üben von positiven Selbstgesprächen sagt er sich nun: „Ich habe mich gut vorbereitet. Auch wenn ich nervös bin, werde ich mein Bestes geben." Diese Änderung in seiner inneren Haltung hilft ihm, sich ruhiger und sicherer zu fühlen.

Nach dem Vortrag reflektiert Max, wie es gelaufen ist. Anstatt sich auf kleine Fehler zu fokussieren, lobt er sich für den Mut und die Anstrengung, die er gezeigt hat. Dadurch stärkt er sein Selbstvertrauen und motiviert sich für zukünftige Herausforderungen.

Die Langzeitwirkung positiver Selbstgespräche

Mit der Zeit können positive Selbstgespräche zu einer tiefen Veränderung im Selbstbild und in der Lebensqualität führen. Indem wir achtsam auf unsere inneren Dialoge achten und sie Schritt für Schritt positiv verändern, entwickeln wir mehr Selbstmitgefühl, Selbstvertrauen und inneren Frieden.

Natürlich wird es immer wieder Momente geben, in denen negative Gedanken auftauchen – das ist menschlich. Doch durch die Praxis der Achtsamkeit und der positiven Selbstgespräche lernen wir, diese Gedanken nicht zu stark zu gewichten und uns stattdessen auf das Gute und Ermutigende in uns zu fokussieren.

Fazit

Die Reise zu positiven Selbstgesprächen ist ein Weg zu mehr Achtsamkeit, Selbstliebe und innerer Stärke. Es erfordert Übung und Geduld, aber die Belohnungen sind immens. Positive Selbstgespräche helfen uns, in schwierigen Zeiten resilient zu bleiben und in unserem Alltag mehr Freude, Gelassenheit und Selbstvertrauen zu finden. Nutze deine innere Stimme als kraftvolle Ressource – sie kann dir den Mut geben, alles zu erreichen, was du dir vornimmst.

2) Die Kraft von Reflexion und Journaling

In einer Welt, die oft von Hektik und ständigen Ablenkungen geprägt ist, kann das bewusste Reflektieren und Journaling ein kraftvolles Mittel sein, um zur Ruhe zu kommen, Klarheit zu gewinnen und das eigene Leben achtsamer zu gestalten. Beide Praktiken bieten Raum, um sich selbst besser kennenzulernen, die eigenen Gedanken zu ordnen und innere Weisheit zu entfalten. Wer regelmäßig Zeit in Reflexion und Journaling investiert, kann nicht nur tiefere Einsichten über das eigene Verhalten und die eigenen Emotionen gewinnen, sondern auch langfristig eine achtsame, bewusste Lebensweise kultivieren.

Warum Reflexion wichtig ist

Reflexion bedeutet, sich selbst und das eigene Leben bewusst zu betrachten. Es ist die Fähigkeit, über Gedanken, Gefühle und Handlungen nachzudenken, anstatt einfach im Autopilot-Modus durchs Leben zu gehen. Durch Reflexion können wir erkennen, wie bestimmte Situationen uns beeinflussen, welche Gewohnheiten uns guttun und welche uns vielleicht schaden.

Reflexion hilft uns dabei, innezuhalten und den eigenen Lebensweg zu überprüfen. Anstatt immer nur weiterzumachen und auf äußere Anforderungen zu reagieren, ermöglicht sie es uns, bewusste Entscheidungen zu treffen und zu verstehen, was wir wirklich wollen. Es ist ein Werkzeug der Achtsamkeit, das uns lehrt, präsent zu sein und unsere Erfahrungen bewusst zu verarbeiten.

Ein Beispiel: Nach einem herausfordernden Arbeitstag kannst du dir die Zeit nehmen, darüber nachzudenken, warum du dich gestresst fühlst. Vielleicht stellst du fest, dass nicht die Arbeit an sich, sondern deine innere Haltung und der Druck, alles perfekt zu machen, das eigentliche Problem sind. Diese Einsicht ermöglicht es dir, Veränderungen vorzunehmen – sei es durch eine achtsamere Herangehensweise oder durch das Setzen von klareren Grenzen.

Journaling als Werkzeug der Achtsamkeit

Journaling – das schriftliche Festhalten von Gedanken und Erlebnissen –
ist eine bewährte Methode, um den Reflexionsprozess zu vertiefen. Wenn
wir unsere Gedanken zu Papier bringen, schaffen wir einen Raum, in dem
wir bewusst reflektieren und uns mit unserem Inneren verbinden können.
Journaling hilft uns, Klarheit zu gewinnen, indem es uns zwingt, unsere
Gedanken zu strukturieren und in Worte zu fassen.

Ein Journal kann auf viele verschiedene Arten geführt werden. Einige
Menschen bevorzugen tägliche Einträge, in denen sie ihre Erlebnisse und
Gefühle festhalten, während andere es sporadisch als Werkzeug nutzen, um
besonders bedeutsame Momente oder schwierige Zeiten zu verarbeiten.
Egal welche Methode du wählst, Journaling schafft eine Struktur für
regelmäßige Reflexion und Achtsamkeit.

Achtsamkeit durch Journaling vertiefen: Praktische Übungen

Tägliche Dankbarkeit

Eine der einfachsten und wirkungsvollsten Formen des Journaling ist das Schreiben von Dankbarkeitslisten. Jeden Tag kannst du dir die Zeit nehmen, drei Dinge aufzuschreiben, für die du dankbar bist. Diese Praxis hilft dir, den Fokus auf das Positive zu lenken und das Leben bewusster wahrzunehmen.

Beispiel: „Ich bin dankbar für den Sonnenschein, der meinen Spaziergang heute so angenehm gemacht hat." oder „Ich bin dankbar für das Gespräch mit einem Freund, das mich inspiriert hat."

Emotionen verstehen

Wenn du eine intensive Emotion erlebst – sei es Freude, Traurigkeit oder Wut – kannst du das Journal nutzen, um tiefer in dieses Gefühl einzutauchen. Schreibe auf, was du fühlst und warum du denkst, dass dieses Gefühl entstanden ist. Diese Praxis hilft dir, Emotionen nicht zu verdrängen, sondern sie achtsam wahrzunehmen und zu verstehen.

Beispiel: „Ich fühle mich frustriert, weil ich das Gefühl habe, dass meine Anstrengungen nicht gewürdigt werden. Vielleicht liegt es daran, dass ich zu hohe Erwartungen an mich selbst habe."

Ziel-Reflexion

Journaling ist ein großartiges Werkzeug, um über persönliche Ziele nachzudenken und sie achtsam zu setzen. Anstatt nur zu fragen „Was will ich erreichen?", kannst du dich tiefer mit den Beweggründen für deine Ziele beschäftigen. Warum ist dir dieses Ziel wichtig? Wie kannst du es auf eine achtsame Weise verfolgen, ohne in Stress zu verfallen?

Beispiel: „Mein Ziel ist es, mehr Zeit für meine Gesundheit zu investieren, aber ich möchte es achtsam angehen, indem ich kleine, nachhaltige Schritte unternehme, anstatt mich selbst unter Druck zu setzen."

Geführtes Journaling

Geführte Journals bieten Fragen oder Themen, die dir helfen, tiefer über bestimmte Aspekte deines Lebens nachzudenken. Ein Journal könnte zum Beispiel Fragen wie „Wann fühlst du dich am meisten im Einklang mit dir selbst?" oder „Welche Gewohnheiten tun dir gut?" enthalten. Diese Fragen lenken deine Aufmerksamkeit auf zentrale Themen der Achtsamkeit und ermöglichen es dir, deine Gedanken gezielt zu strukturieren.

Beispiel für ein Journaling-Ritual

Ein praktisches Beispiel für Journaling kann ein Morgenritual sein. Nimm dir jeden Morgen zehn Minuten Zeit, um folgende Fragen zu beantworten:

Wie fühle ich mich heute?
Was sind die wichtigsten Aufgaben für den Tag?
Was kann ich tun, um heute achtsam und präsent zu sein?
Für was bin ich heute dankbar?

Am Abend kannst du das Ritual abschließen, indem du dir einige Minuten nimmst, um über den Tag zu reflektieren:

Was ist heute gut gelaufen?
Gab es Momente, in denen ich mich gestresst oder überfordert gefühlt habe?
Wie bin ich mit diesen Momenten umgegangen?
Was habe ich heute gelernt?

Durch diese kurzen, aber regelmäßigen Reflexionsphasen schaffst du eine starke Verbindung zu dir selbst und entwickelst ein tieferes Bewusstsein für deine Gedanken und Gefühle.

Die langfristigen Vorteile von Reflexion und Journaling

Regelmäßige Reflexion und Journaling bringen viele langfristige Vorteile mit sich. Du wirst zunehmend in der Lage sein, bewusster mit Herausforderungen umzugehen und das Leben klarer und fokussierter zu gestalten. Zudem fördert diese Praxis die emotionale Intelligenz – das Verständnis für die eigenen Gefühle und die Fähigkeit, mit ihnen umzugehen.

Viele Menschen berichten, dass sie durch Journaling ein tieferes Gefühl der Selbstakzeptanz und des inneren Friedens entwickeln. Sie lernen, freundlicher mit sich selbst umzugehen und sich mit ihren Schwächen und Stärken gleichermaßen auseinanderzusetzen.

Fazit

Reflexion und Journaling sind kraftvolle Werkzeuge der Achtsamkeit, die uns helfen, tiefer mit uns selbst in Kontakt zu treten. Sie fördern Klarheit, Selbstmitgefühl und ein bewussteres Leben. Ob du tägliche Dankbarkeitslisten führst, deine Emotionen achtsam reflektierst oder deine Ziele bewusst formulierst – Journaling bietet dir einen Weg, die Praxis der Achtsamkeit in deinen Alltag zu integrieren. Beginne heute damit, Zeit für dich selbst zu schaffen, und entdecke die transformative Kraft, die Reflexion und Journaling in deinem Leben haben können.

3) Die Kunst, Grenzen zu setzen

Grenzen setzen ist ein wesentlicher Bestandteil eines achtsamen Lebensstils. Oft wird dieser Aspekt übersehen oder als negativ wahrgenommen, doch gesunde Grenzen sind nicht nur notwendig für das eigene Wohlbefinden, sondern auch für harmonische zwischenmenschliche Beziehungen. Achtsam gesetzte Grenzen helfen uns, unseren persönlichen Raum zu wahren, uns vor Überlastung zu schützen und in einem ausgewogenen, respektvollen Austausch mit anderen zu bleiben.

In diesem Kapitel erkunden wir, warum es so wichtig ist, Grenzen zu setzen, wie dies in verschiedenen Lebensbereichen geschehen kann und wie es uns dabei hilft, ein achtsameres Leben zu führen.

Warum ist das Setzen von Grenzen wichtig?

Grenzen zu setzen bedeutet, sich über die eigenen Bedürfnisse, Wünsche und Werte klar zu werden und sie nach außen zu kommunizieren. Sie sind ein Schutzmechanismus, der uns davor bewahrt, über unsere eigenen Kapazitäten hinauszugehen, sei es emotional, mental oder körperlich. Wenn wir keine klaren Grenzen haben, riskieren wir, uns auszubrennen oder in toxische Beziehungen zu geraten, in denen unsere Bedürfnisse nicht respektiert werden.

Grenzen helfen uns auch, anderen Menschen zu zeigen, wie wir behandelt werden möchten. Sie geben uns die Möglichkeit, Verantwortung für unser eigenes Wohlergehen zu übernehmen und gleichzeitig anderen zu signalisieren, wie sie auf gesunde Weise mit uns in Verbindung treten können.

Grenzen setzen aus einer achtsamen Perspektive

Achtsamkeit spielt eine zentrale Rolle beim Setzen von Grenzen. Wenn wir achtsam sind, nehmen wir unsere eigenen Bedürfnisse und Gefühle klarer wahr und können besser unterscheiden, wann und wo eine Grenze notwendig ist. Dies gilt sowohl für unsere Beziehungen als auch für andere Lebensbereiche, wie Arbeit, Freizeit oder Gesundheit.

Achtsamkeit hilft uns, den Moment zu erkennen, in dem wir uns überfordert, ausgebrannt oder übergangen fühlen. Sie befähigt uns, innezuhalten und bewusst zu handeln, anstatt reaktiv zu werden. Grenzen zu setzen bedeutet nicht, dass wir anderen gegenüber aggressiv oder abweisend sind, sondern dass wir achtsam kommunizieren und auf unsere eigene Integrität achten.

Beispiele für das Setzen von Grenzen

Grenzen zu setzen kann in vielen verschiedenen Lebensbereichen notwendig sein. Im Folgenden beleuchten wir einige Beispiele, wie dies aussehen kann:

Emotionale Grenzen

Emotionale Grenzen schützen uns vor einer Überwältigung durch die Gefühle anderer und ermöglichen es uns, gesunde, respektvolle Beziehungen zu führen. Oft fällt es Menschen schwer, emotionale Grenzen zu setzen, besonders wenn sie sich verantwortlich für die Gefühle anderer fühlen.

Ein Beispiel: Du hast eine Freundin, die immer wieder von ihren Problemen erzählt und emotional Unterstützung sucht. Anfangs fühlst du dich wohl dabei, zuzuhören, doch nach einer Weile merkst du, dass es dich emotional erschöpft. Ein achtsamer Weg, eine Grenze zu setzen, könnte so aussehen: „Ich schätze unsere Gespräche sehr, aber ich merke, dass ich im Moment nicht die emotionale Kapazität habe, dir voll zuzuhören. Können wir uns zu einem späteren Zeitpunkt wieder darüber unterhalten?"

In diesem Fall setzt du eine klare Grenze, indem du respektvoll und achtsam kommunizierst, dass du Raum für deine eigenen Emotionen brauchst.

Zeitliche Grenzen

Zeit ist ein wertvolles Gut, und doch neigen viele von uns dazu, sie anderen zu geben, ohne Rücksicht auf die eigenen Bedürfnisse. Dies kann zu Überlastung und Stress führen. Eine bewusste Entscheidung, wie du deine Zeit verbringst und wie du „Nein" sagst, ist essenziell.

Ein Beispiel: Du arbeitest an einem wichtigen Projekt, doch ein Kollege bittet dich um Hilfe bei einer zusätzlichen Aufgabe. Du erkennst, dass du durch das zusätzliche Engagement in Zeitnot geraten würdest. Eine achtsame Grenze könnte so gesetzt werden: „Ich würde dir gerne helfen, aber ich habe ein dringendes Projekt, das meine volle Aufmerksamkeit erfordert. Vielleicht können wir später einen Zeitpunkt finden, um es gemeinsam anzugehen?"

Hier verteidigst du deine Zeit ohne Schuldgefühle und zeigst gleichzeitig Interesse an der Zusammenarbeit.

Körperliche Grenzen

Körperliche Grenzen sind ebenfalls wichtig, um sich sicher und wohl in der eigenen Haut zu fühlen. Sie betreffen unseren persönlichen Raum, unsere körperliche Integrität und unsere Energiereserven. Viele Menschen haben Schwierigkeiten, körperliche Grenzen zu kommunizieren, da sie befürchten, unhöflich zu wirken.

Ein Beispiel: Jemand in deinem Umfeld neigt dazu, dir unangenehm nahe zu kommen oder dich zu oft zu berühren. Achtsamkeit ermöglicht es dir, dieses Gefühl zu erkennen und eine Grenze zu setzen, bevor du dich unwohl fühlst. Eine mögliche Antwort könnte sein: „Ich fühle mich wohler, wenn wir etwas mehr Abstand halten."

Durch eine klare, achtsame Kommunikation stellst du sicher, dass deine körperlichen Bedürfnisse respektiert werden, ohne Konflikte zu erzeugen.

Berufliche Grenzen

Im Arbeitsleben ist das Setzen von Grenzen oft besonders herausfordernd. Es kann schwer sein, „Nein" zu sagen, aus Angst, als unkooperativ oder unfähig wahrgenommen zu werden. Doch Grenzen im Beruf zu setzen, ist entscheidend, um nicht auszubrennen und die eigene Produktivität zu erhalten.

Ein Beispiel: Dein Vorgesetzter bittet dich, zusätzliche Aufgaben zu übernehmen, obwohl du bereits voll ausgelastet bist. Eine achtsame Art, eine Grenze zu setzen, könnte lauten: „Ich schätze das Vertrauen, das Sie in mich setzen, aber im Moment habe ich bereits eine hohe Arbeitslast. Könnten wir besprechen, wie diese Aufgaben priorisiert werden können oder ob es andere Ressourcen gibt, die helfen können?"

Hier zeigst du Professionalität und gleichzeitig ein klares Bewusstsein für deine eigenen Kapazitäten.

Grenzen setzen ohne Schuldgefühle

Viele Menschen fühlen sich schuldig, wenn sie Grenzen setzen, da sie befürchten, als egoistisch oder abweisend wahrgenommen zu werden. Es ist jedoch wichtig zu verstehen, dass Grenzen nichts mit Egoismus zu tun haben, sondern ein Akt der Selbstfürsorge sind. Durch das Setzen von Grenzen schaffst du eine gesunde Grundlage für Beziehungen, in denen Respekt und Rücksichtnahme auf beiden Seiten gepflegt werden.

Achtsamkeit hilft dir dabei, die Schuldgefühle zu erkennen, aber sie nicht dein Handeln bestimmen zu lassen. Es ist völlig in Ordnung, für sich selbst einzustehen, solange dies auf eine respektvolle und mitfühlende Weise geschieht.

Die langfristigen Vorteile gesunder Grenzen

Langfristig bringt das Setzen von Grenzen zahlreiche Vorteile mit sich. Du wirst feststellen, dass du weniger gestresst und ausgebrannt bist, da du deine Energie achtsam einsetzt. Deine Beziehungen werden respektvoller und harmonischer, da klare Kommunikation und gegenseitiges Verständnis im Vordergrund stehen.

Darüber hinaus gewinnst du durch das Setzen von Grenzen ein stärkeres Gefühl der Selbstachtung und des Selbstwerts. Du lernst, für dich selbst einzustehen, und das wiederum stärkt dein Selbstbewusstsein.

Fazit

Grenzen zu setzen ist ein essenzieller Bestandteil eines achtsamen Lebens. Sie ermöglichen es uns, unsere Bedürfnisse zu wahren, auf gesunde Weise mit anderen zu kommunizieren und ein Gleichgewicht zwischen Geben und Nehmen zu finden. Ob in Beziehungen, im Beruf oder im Umgang mit uns selbst – achtsame Grenzen schützen uns vor Überforderung und fördern ein erfüllteres, stressfreies Leben.

Indem wir lernen, unsere Grenzen achtsam und respektvoll zu setzen, schaffen wir den Raum, den wir brauchen, um uns selbst zu entfalten und gleichzeitig authentische Verbindungen mit anderen Menschen einzugehen.

4) Minimalismus als Lebensstil

In einer Welt, die oft von Überfluss, Konsum und ständiger Ablenkung
geprägt ist, suchen immer mehr Menschen nach Wegen, um innerlich zur
Ruhe zu kommen und das Wesentliche im Leben wiederzuentdecken.
Minimalismus ist dabei nicht nur eine Lebensweise, sondern eine achtsame
Haltung, die uns hilft, bewusster zu leben und uns auf das zu
konzentrieren, was wirklich wichtig ist. Es geht nicht nur um weniger
Besitz, sondern auch um weniger mentale und emotionale Belastung.
Minimalismus schafft Raum für das, was uns wirklich erfüllt.

Was bedeutet Minimalismus?

Minimalismus ist die bewusste Entscheidung, mit weniger zufrieden zu sein – nicht, um Verzicht zu üben, sondern um sich auf das Wesentliche zu konzentrieren. Es geht darum, Überflüssiges loszulassen und nur das zu behalten, was einen echten Wert für unser Leben hat. Dies kann in vielen Bereichen des Lebens stattfinden: im Haushalt, in Beziehungen, in der Arbeit oder sogar im eigenen Geist.

Minimalismus bedeutet nicht, alles aufzugeben oder streng asketisch zu leben. Vielmehr geht es darum, den Ballast loszuwerden, der uns von einem erfüllten Leben abhält. Es ist die Kunst, durch Reduktion an Tiefe zu gewinnen und ein Leben voller Klarheit und Freiheit zu führen.

Minimalismus und Achtsamkeit

Minimalismus und Achtsamkeit sind eng miteinander verbunden. Beide Konzepte zielen darauf ab, bewusster im Hier und Jetzt zu leben und sich auf das zu konzentrieren, was wirklich zählt. Während Achtsamkeit uns lehrt, im Moment präsent zu sein und unsere Gedanken und Gefühle bewusst wahrzunehmen, hilft uns Minimalismus, äußere Ablenkungen zu minimieren, die uns von diesem Bewusstsein ablenken.

Ein minimalistischer Lebensstil schafft die äußeren Rahmenbedingungen für ein achtsames Leben. Weniger Besitz bedeutet weniger Stress und Verantwortung, was wiederum mehr Raum für Achtsamkeit, Selbstreflexion und echte Lebensfreude schafft.

Beispiele für Minimalismus im Alltag

Minimalismus lässt sich auf viele verschiedene Lebensbereiche anwenden. Im Folgenden zeigen wir einige Beispiele, wie du Minimalismus in deinen Alltag integrieren kannst:

Minimalismus im Haushalt

Unser Zuhause ist oft der Spiegel unseres inneren Zustands. Wenn wir von zu vielen Dingen umgeben sind, kann dies zu einer mentalen Überlastung führen. Minimalismus im Haushalt bedeutet, sich bewusst von überflüssigen Gegenständen zu trennen und nur das zu behalten, was wirklich gebraucht wird oder Freude bereitet.

Ein Beispiel: Ein überfüllter Kleiderschrank mit Kleidung, die du selten trägst, kann zu einem ständigen Gefühl der Unzufriedenheit führen. Durch eine achtsame Ausmistaktion kannst du nur die Kleidungsstücke behalten, die du wirklich trägst und liebst. Der Rest kann gespendet oder verkauft werden. So schaffst du Platz und reduzierst die Entscheidungsbelastung, was zu mehr innerer Ruhe führen kann.

Minimalismus im digitalen Leben

Auch unser digitales Leben kann überladen sein. Unzählige Apps, Nachrichten und Benachrichtigungen beanspruchen unsere Aufmerksamkeit und tragen zur digitalen Überforderung bei. Minimalismus im digitalen Bereich bedeutet, bewusster mit digitalen Medien umzugehen und unnötige Ablenkungen zu reduzieren.

Ein Beispiel: Du könntest deine Benachrichtigungen auf deinem Smartphone auf das Wesentliche beschränken und regelmäßig deine Apps durchgehen, um zu prüfen, welche du wirklich nutzt. Dadurch wird dein digitales Leben aufgeräumter und du hast mehr Zeit und Energie, um dich auf wichtigere Dinge zu konzentrieren.

Minimalismus in der Arbeit

In der Arbeitswelt bedeutet Minimalismus, sich auf die wesentlichen Aufgaben zu konzentrieren und unnötige Ablenkungen zu vermeiden. Viele Menschen fühlen sich überfordert, weil sie zu viele Projekte und Verpflichtungen gleichzeitig übernehmen. Ein minimalistischer Ansatz bei der Arbeit hilft, sich auf das Wesentliche zu konzentrieren und so produktiver und zufriedener zu arbeiten.

Ein Beispiel: Statt viele kleinere Aufgaben gleichzeitig zu erledigen, könntest du dich auf die wichtigsten drei Aufgaben des Tages konzentrieren. So vermeidest du Stress und hast am Ende des Tages das Gefühl, etwas Wesentliches erreicht zu haben.

Die Vorteile eines minimalistischen Lebensstils

Minimalismus bringt zahlreiche Vorteile mit sich, sowohl für das äußere als auch für das innere Wohlbefinden. Wer achtsam und minimalistisch lebt, erfährt eine tiefere Verbindung zu sich selbst und den Dingen, die wirklich Bedeutung haben. Hier sind einige der wichtigsten Vorteile:

Mehr Klarheit und Fokus

Durch die Reduktion von Ablenkungen, sei es in Form von materiellem Besitz oder digitalen Reizen, gewinnen wir an Klarheit und können uns besser auf das Wesentliche konzentrieren. Das führt zu mehr innerer Ruhe und Zufriedenheit.

Weniger Stress

Überflüssige Dinge, Verpflichtungen und Reize tragen zu einem hohen Stresslevel bei. Minimalismus hilft dabei, Stressquellen zu identifizieren und zu eliminieren, sodass wir uns entspannter und ausgeglichener fühlen.

Mehr Zeit und Freiheit

Weniger Besitz bedeutet weniger Pflegeaufwand, weniger Einkäufe und weniger Organisation. Dadurch bleibt mehr Zeit und Freiheit, um die Dinge zu tun, die uns wirklich glücklich machen, sei es Zeit mit der Familie, kreative Projekte oder Entspannung.

Tiefere Beziehungen

Indem wir uns von überflüssigem Ballast befreien, haben wir mehr Kapazität, uns auf unsere Beziehungen zu konzentrieren. Minimalismus hilft uns, die Menschen in unserem Leben bewusster wahrzunehmen und tiefere Verbindungen aufzubauen.

Minimalismus in der Praxis: Wie fange ich an?

Minimalismus ist ein Prozess, der Schritt für Schritt umgesetzt werden kann. Hier sind einige praktische Tipps, wie du den ersten Schritt in Richtung Minimalismus machen kannst:

Entrümpeln und Loslassen

Beginne mit einem Bereich deines Lebens, der dir leicht fällt, und fange an, Dinge loszulassen. Das könnte dein Kleiderschrank, deine Küche oder dein Schreibtisch sein. Frage dich bei jedem Gegenstand: „Brauche ich das wirklich? Bereitet es mir Freude?" Wenn die Antwort „Nein" lautet, trenne dich davon.

Prioritäten setzen

Minimalismus bedeutet auch, deine Zeit und Energie bewusst zu verwalten. Setze klare Prioritäten und frage dich regelmäßig, ob du deine Zeit mit den Dingen verbringst, die dir wirklich wichtig sind. Lerne, „Nein" zu sagen, wenn dir etwas nicht gut tut oder dich von deinen Zielen ablenkt.

Digitale Entgiftung

Führe regelmäßige digitale Detox-Phasen ein, in denen du dich von Social Media, Nachrichten oder unnötigen Apps distanzierst. Schaffe feste Zeiten, in denen du dein Smartphone oder deinen Computer bewusst zur Seite legst, um mehr im Moment zu sein.

Achtsame Konsumgewohnheiten

Überdenke deinen Konsum. Statt ständig neue Dinge zu kaufen, frage dich, ob du wirklich etwas Neues brauchst oder ob du das, was du hast, wertschätzen kannst. Kaufe bewusster und achte auf Qualität statt Quantität.

Fazit

Minimalismus ist mehr als nur eine Reduktion von Dingen – es ist ein achtsamer Lebensstil, der uns hilft, unser Leben klarer und bewusster zu gestalten. Indem wir uns von Überfluss und Ablenkung befreien, schaffen wir Raum für das Wesentliche und gewinnen an Lebensqualität. Ob in unseren materiellen Besitztümern, unserem digitalen Leben oder unseren Beziehungen – Minimalismus fördert Klarheit, Freiheit und innere Ruhe.

Durch die achtsame Praxis des Minimalismus können wir ein erfüllteres, stressfreieres Leben führen, das sich auf das konzentriert, was wirklich zählt. Beginne heute damit, Schritt für Schritt Überflüssiges loszulassen, und entdecke die Freiheit, die ein minimalistischer Lebensstil mit sich bringt.

5) Bewusstes Konsumverhalten

In einer Welt, in der Konsum allgegenwärtig ist, kann unser Verhalten im Umgang mit materiellen Dingen viel über unsere Beziehung zu uns selbst und unserer Umwelt aussagen. Achtsames Konsumverhalten ist ein bewusster Ansatz, der uns dabei hilft, unsere Konsumgewohnheiten zu hinterfragen, nachhaltigere Entscheidungen zu treffen und insgesamt ein Leben zu führen, das mit unseren Werten übereinstimmt. Dieser Ansatz zielt darauf ab, Überflüssiges zu reduzieren und sich auf das Wesentliche zu konzentrieren – auf Dinge, die uns Freude und Erfüllung bringen, ohne uns oder die Umwelt zu belasten.

Was bedeutet achtsames Konsumverhalten?

Achtsamer Konsum bedeutet, den Kauf und Verbrauch von Gütern
bewusst zu gestalten. Es geht darum, sich der Konsequenzen des eigenen
Konsums bewusst zu sein und darauf zu achten, wie dieser unsere Umwelt,
unsere Mitmenschen und unser eigenes Wohlbefinden beeinflusst. Anders
als der impulsive oder gewohnheitsmäßige Konsum, der oft aus einem
Gefühl des Mangels oder der Unzufriedenheit heraus entsteht, fördert
achtsames Konsumverhalten das Bewusstsein dafür, was wir wirklich
brauchen und warum.

Ein zentraler Gedanke im achtsamen Konsum ist die Frage: „Brauche ich
das wirklich?" Statt dem sofortigen Impuls, etwas zu kaufen, nachzugeben,
lädt dieser Ansatz dazu ein, innezuhalten und zu reflektieren. Dies führt zu
einem nachhaltigeren und umweltbewussteren Lebensstil, der nicht nur
unsere materiellen Bedürfnisse, sondern auch unsere Werte und Prioritäten
widerspiegelt.

Die Rolle von Achtsamkeit im Konsum

Achtsamkeit bedeutet, präsent und aufmerksam zu sein, was unsere Gedanken, Gefühle und Handlungen betrifft. Beim Konsum bedeutet das, sich nicht nur darauf zu konzentrieren, was wir kaufen, sondern auch auf das „Warum" und „Wie". Hier sind einige Fragen, die wir uns stellen können, um achtsamer zu konsumieren:

Warum will ich dieses Produkt kaufen?
Bringt es mir langfristig Nutzen oder Freude?
Ist es nachhaltig produziert?
Habe ich bereits etwas Ähnliches?
Kaufe ich es aus einem emotionalen Bedürfnis heraus?

Durch solche Reflexionen können wir uns von unnötigen Käufen lösen, die oft auf kurzfristige Impulse oder äußeren Druck zurückzuführen sind, und stattdessen Entscheidungen treffen, die langfristig positiv wirken.

Beispiele für achtsames Konsumverhalten

Achtsames Konsumverhalten lässt sich in vielen Lebensbereichen umsetzen – von den täglichen Einkäufen bis hin zu größeren Anschaffungen. Im Folgenden einige praktische Beispiele, wie ein bewussterer Umgang mit Konsum aussehen kann:

Mode – „Slow Fashion" statt „Fast Fashion"

Die Modeindustrie ist ein Paradebeispiel für unachtsamen Konsum. Fast Fashion bietet billige, schnell wechselnde Trends, die oft unter schlechten Arbeitsbedingungen und mit umweltschädlichen Praktiken produziert werden. Achtsames Konsumverhalten im Bereich Mode bedeutet, weniger, aber dafür qualitativ hochwertige und nachhaltige Kleidung zu kaufen.

Ein Beispiel: Anstatt regelmäßig günstige Kleidung zu kaufen, die nach kurzer Zeit kaputtgeht oder aus der Mode gerät, könnte man in langlebige Kleidungsstücke investieren, die ethisch und ökologisch produziert wurden. Second-Hand-Shopping oder Tauschbörsen sind ebenfalls eine achtsame Alternative, da sie den Lebenszyklus von Kleidung verlängern und Ressourcen schonen.

Lebensmittel – Regional und saisonal einkaufen

Unsere Ernährung spielt eine wichtige Rolle im achtsamen Konsum. Der Kauf von Lebensmitteln kann erhebliche Auswirkungen auf unsere Gesundheit und die Umwelt haben. Achtsames Konsumverhalten bei Lebensmitteln bedeutet, regionale, saisonale und biologisch angebaute Produkte zu bevorzugen. Das reduziert den CO_2-Fußabdruck und unterstützt gleichzeitig lokale Landwirte.

Ein Beispiel: Beim wöchentlichen Einkauf könnte man bewusst auf Lebensmittel aus der Region achten und darauf verzichten, Obst und Gemüse zu kaufen, das aus fernen Ländern importiert wurde. So könnte man im Sommer frische Erdbeeren aus der Region genießen, anstatt im Winter auf importierte Ware zurückzugreifen.

Technologie – Langlebige Elektronik nutzen

In unserer technikaffinen Welt neigen wir dazu, neue Geräte zu kaufen, sobald ein neues Modell auf den Markt kommt. Oftmals geschieht das, ohne dass das alte Gerät wirklich defekt ist oder nicht mehr funktioniert. Achtsamer Konsum in diesem Bereich bedeutet, elektronische Geräte länger zu nutzen, sie zu reparieren, wenn möglich, und sich beim Kauf auf Qualität statt auf den neusten Trend zu konzentrieren.

Ein Beispiel: Anstatt jedes Jahr das neueste Smartphone zu kaufen, könnte man darauf achten, dass das alte Gerät so lange wie möglich genutzt wird. Sollte eine Reparatur nötig sein, wäre es achtsamer, diese in Betracht zu ziehen, bevor ein neues Gerät angeschafft wird.

Verpackungen – Plastik vermeiden
Die Verpackung von Produkten, insbesondere Plastikverpackungen, trägt erheblich zur Umweltverschmutzung bei. Achtsames Konsumverhalten bedeutet hier, Produkte mit wenig oder nachhaltiger Verpackung zu wählen und Plastik zu vermeiden, wo es möglich ist.

Ein Beispiel: Beim Einkauf von Lebensmitteln könnte man auf unverpackte Produkte zurückgreifen, wie es in Unverpacktläden möglich ist. Auch wiederverwendbare Taschen, Behälter und Trinkflaschen sind kleine, aber wirkungsvolle Schritte, um Plastikmüll zu reduzieren.

Der emotionale Aspekt des Konsums

Oft ist unser Konsumverhalten eng mit unseren Emotionen verknüpft. Viele Menschen neigen dazu, aus Stress, Langeweile oder Frustration zu konsumieren. Dies kann sich in unbewussten Käufen oder impulsiven Konsumentscheidungen äußern, die kurzfristig Glücksgefühle erzeugen, aber langfristig unzufrieden machen. Achtsames Konsumverhalten hilft uns, diese emotionalen Auslöser zu erkennen und uns bewusst für andere Strategien zur Emotionsregulation zu entscheiden.

Ein Beispiel: Wenn du bemerkst, dass du online einkaufst, weil du dich gestresst oder einsam fühlst, könntest du innehalten und nach alternativen Wegen suchen, um diese Gefühle zu verarbeiten. Ein Spaziergang in der Natur, Meditation oder ein Telefonat mit einem Freund könnte dabei helfen, die emotionale Lücke zu füllen, ohne unnötige Käufe zu tätigen.

Achtsam konsumieren für eine bessere Zukunft

Achtsames Konsumverhalten hat nicht nur persönliche, sondern auch globale Auswirkungen. Indem wir bewusster konsumieren, tragen wir dazu bei, die Umwelt zu schützen, Ressourcen zu schonen und sozialverträgliche Produktionsmethoden zu unterstützen. Jeder bewusste Kauf kann ein kleiner Schritt in Richtung einer nachhaltigeren und gerechteren Welt sein.

Zusätzlich trägt achtsamer Konsum zu mehr Zufriedenheit und Lebensqualität bei. Wenn wir uns auf das konzentrieren, was wirklich wichtig ist – statt auf kurzfristige Konsumbefriedigung – erleben wir eine tiefere Erfüllung und Verbundenheit mit uns selbst und unserer Umwelt.

Fazit

Achtsames Konsumverhalten bedeutet, unsere Konsumgewohnheiten bewusst zu reflektieren und Entscheidungen zu treffen, die im Einklang mit unseren Werten und der Umwelt stehen. Es geht nicht darum, auf alles zu verzichten, sondern darum, uns auf das Wesentliche zu konzentrieren und bewusste Entscheidungen zu treffen. Durch weniger, aber dafür nachhaltigen und bedachten Konsum schaffen wir nicht nur Raum für mehr Zufriedenheit und Freiheit in unserem Leben, sondern tragen auch zu einer besseren Welt bei. Jeder bewusste Kauf ist ein Schritt in Richtung eines achtsameren, erfüllteren Lebens.

6) Die Kunst der Selbstfürsorge

Selbstfürsorge ist ein zentraler Bestandteil eines achtsamen Lebens. Sie beschreibt den bewussten Umgang mit sich selbst – sowohl auf körperlicher als auch auf geistiger Ebene – und ist die Grundlage für unser Wohlbefinden. Viele Menschen neigen dazu, sich selbst und ihre Bedürfnisse im hektischen Alltag zu vernachlässigen, sei es aufgrund von Stress, Verantwortung oder äußeren Erwartungen. Doch gerade in einer immer schneller werdenden Welt ist es entscheidend, sich regelmäßig Zeit für sich selbst zu nehmen und die eigene Energie aufzufüllen. Dieser Text beleuchtet die Bedeutung von Selbstfürsorge, gibt praktische Beispiele und zeigt, wie sie auf achtsame Weise in den Alltag integriert werden kann.

Was ist Selbstfürsorge?

Selbstfürsorge bedeutet, auf sich selbst zu achten – nicht aus Egoismus, sondern aus dem Wissen heraus, dass man nur dann für andere da sein kann, wenn man selbst körperlich und seelisch im Gleichgewicht ist. Sie umfasst alle bewussten Handlungen, die darauf abzielen, das eigene Wohlbefinden zu verbessern und die eigenen Ressourcen zu schützen. Das kann sowohl physische als auch mentale, emotionale oder spirituelle Aspekte umfassen. Oft wird Selbstfürsorge als Luxus wahrgenommen, dabei ist sie eine Notwendigkeit für ein gesundes und erfülltes Leben.

Die Säulen der Selbstfürsorge

Selbstfürsorge lässt sich in verschiedene Bereiche unterteilen, die jeweils unterschiedliche Aspekte unseres Wohlbefindens ansprechen:

- Körperliche Selbstfürsorge
- Emotionale Selbstfürsorge
- Mentale Selbstfürsorge
- Soziale Selbstfürsorge
- Spirituelle Selbstfürsorge

Jeder dieser Bereiche kann auf vielfältige Weise genährt werden, abhängig von den individuellen Bedürfnissen und Vorlieben. Achtsamkeit spielt dabei eine Schlüsselrolle, um zu erkennen, welche Art von Selbstfürsorge gerade am wichtigsten ist.

Beispiele für Selbstfürsorge

Selbstfürsorge sieht für jeden Menschen anders aus und variiert je nach Lebenssituation, persönlichen Vorlieben und Bedürfnissen. Im Folgenden einige Beispiele, wie Selbstfürsorge in den Alltag integriert werden kann:

Körperliche Selbstfürsorge: Auf den Körper hören

Unser Körper ist das Fundament unseres Seins, und oft nehmen wir ihn als selbstverständlich hin, bis er uns durch Schmerzen oder Erschöpfung signalisiert, dass wir eine Pause brauchen. Körperliche Selbstfürsorge bedeutet, auf diese Signale zu hören und dem Körper die Pflege zu geben, die er braucht.

Bewegung

Regelmäßige Bewegung, sei es durch Yoga, Spazierengehen oder Laufen, kann helfen, den Körper in Balance zu halten. Achtsame Bewegung, bei der du bewusst auf deinen Atem und deine Bewegungen achtest, fördert nicht nur die körperliche, sondern auch die geistige Gesundheit.

Schlaf

Ausreichender Schlaf ist essenziell für die Regeneration des Körpers. Selbstfürsorge bedeutet, sich eine entspannte Schlafumgebung zu schaffen und regelmäßige Schlafzeiten einzuhalten, um die eigene Energie langfristig zu erhalten.

Ernährung

Achtsame Ernährung ist ein weiterer wichtiger Aspekt der körperlichen Selbstfürsorge. Sich Zeit zu nehmen, um bewusst und ausgewogen zu essen, fördert nicht nur das körperliche Wohlbefinden, sondern hilft auch, eine tiefere Verbindung zu den eigenen Bedürfnissen aufzubauen.

Emotionale Selbstfürsorge: Gefühle anerkennen

Emotionale Selbstfürsorge bedeutet, sich selbst zu erlauben, Gefühle zu haben, ohne sie zu verurteilen oder zu unterdrücken. Es geht darum, die eigenen Emotionen zu erkennen, zu verstehen und gesund zu verarbeiten.

Achtsames Atmen

Eine einfache und effektive Methode, um in stressigen Momenten auf die eigenen Gefühle zu reagieren, ist die bewusste Atmung. Das achtsame Ein- und Ausatmen hilft dabei, Emotionen wie Angst oder Wut besser zu regulieren.

Gefühle zulassen

Sich selbst zu erlauben, Traurigkeit, Wut oder Enttäuschung zu spüren, ohne sofort nach Ablenkung zu suchen, ist ein Akt der Selbstfürsorge. Emotionale Selbstfürsorge bedeutet, Raum für diese Gefühle zu schaffen und sie nicht zu unterdrücken.

Journaling

Das Aufschreiben der eigenen Gedanken und Gefühle kann eine hilfreiche Methode sein, um Emotionen zu verarbeiten. Journaling hilft dabei, Klarheit zu gewinnen und emotionale Blockaden zu lösen.

Mentale Selbstfürsorge: Gedanken beobachten

Mentale Selbstfürsorge bedeutet, sich bewusst um die eigene geistige Gesundheit zu kümmern. Dazu gehört, Gedankenmuster zu erkennen, die stressauslösend oder negativ sind, und Strategien zu entwickeln, um damit umzugehen.

Achtsamkeitsmeditation
Regelmäßige Meditation ist eine kraftvolle Methode, um den Geist zu beruhigen und die Gedanken klarer zu sehen. Sie hilft dabei, negative Gedanken zu relativieren und sich nicht von ihnen überwältigen zu lassen.

Grenzen setzen
Ein wichtiger Aspekt der mentalen Selbstfürsorge ist das Setzen von Grenzen. Das bedeutet, „Nein" zu sagen, wenn etwas zu viel wird, und sich nicht von äußeren Erwartungen oder Druck leiten zu lassen. Das Bewusstsein, dass es in Ordnung ist, sich zurückzuziehen und für sich selbst zu sorgen, fördert das mentale Wohlbefinden.

Soziale Selbstfürsorge: Beziehungen pflegen

Selbstfürsorge bedeutet nicht, sich von anderen zu isolieren. Im Gegenteil: Soziale Selbstfürsorge beinhaltet, die Beziehungen zu den Menschen zu pflegen, die uns guttun, und toxische Beziehungen zu meiden oder abzubrechen.

Zeit mit Freunden
Verbringe bewusst Zeit mit Menschen, die dir wichtig sind, und führe tiefe, authentische Gespräche. Beziehungen, die auf Vertrauen und Wertschätzung basieren, tragen wesentlich zum emotionalen Wohlbefinden bei.

Abstand zu Negativität
Selbstfürsorge bedeutet auch, den Mut zu haben, sich von Menschen zu distanzieren, die Energie rauben oder dich negativ beeinflussen. Dies kann bedeuten, klare Grenzen zu setzen oder sogar den Kontakt zu reduzieren, wenn eine Beziehung ungesund ist.

Spirituelle Selbstfürsorge: Die innere Mitte finden

Spirituelle Selbstfürsorge ist nicht zwangsläufig religiös, sondern bedeutet vielmehr, eine tiefere Verbindung zu sich selbst und zum Leben an sich zu finden. Dies kann durch Meditation, Gebet oder andere spirituelle Praktiken geschehen.

Naturverbundenheit
Zeit in der Natur zu verbringen, kann eine wirkungsvolle spirituelle Praxis sein. Achtsame Spaziergänge im Wald oder am Meer fördern das Gefühl von Verbundenheit und lassen uns die Kraft der Natur spüren.

Achtsame Rituale
Kleine Rituale, wie das Anzünden einer Kerze oder das bewusste Einnehmen einer Mahlzeit, können uns helfen, innezuhalten und Momente der Stille zu genießen.

Selbstfürsorge im Alltag integrieren

Der Schlüssel zu einem achtsamen Umgang mit Selbstfürsorge liegt darin, sich regelmäßig kleine Pausen zu gönnen und Rituale zu entwickeln, die einem guttun. Dies muss keine große Veränderung des Lebensstils bedeuten, sondern kann bereits durch einfache Maßnahmen erfolgen:

Kurze Achtsamkeitspausen

Ein paar Minuten der Achtsamkeit im Alltag – sei es durch bewusstes Atmen, eine kurze Meditation oder das bewusste Spüren des eigenen Körpers – können einen großen Unterschied machen.

Me-Time" fest einplanen

Selbstfürsorge bedeutet, sich regelmäßig Zeit nur für sich selbst zu nehmen. Plane in deinem Terminkalender Zeit für dich ein, genauso wie du es für andere wichtige Verpflichtungen tust.

Fazit: Selbstfürsorge ist kein Luxus

Selbstfürsorge ist kein Zeichen von Schwäche oder Egoismus – sie ist vielmehr der Schlüssel zu einem gesunden und ausgeglichenen Leben. Indem wir achtsam mit unseren eigenen Bedürfnissen umgehen, schaffen wir die Grundlage dafür, auch für andere da zu sein und den Herausforderungen des Lebens mit mehr Resilienz und Gelassenheit zu begegnen. Es ist eine Reise, auf der wir lernen, uns selbst mit Mitgefühl und Wertschätzung zu begegnen – Tag für Tag.

7) Achtsames Zuhören: Die Kunst, mit Präsenz und Empathie zuzuhören

In einer Welt, die zunehmend von Hektik, Ablenkungen und Oberflächlichkeit geprägt ist, wird die Fähigkeit, achtsam zuzuhören, immer wichtiger. Achtsames Zuhören ist mehr als nur das passive Empfangen von Informationen; es ist eine bewusste Praxis, die Präsenz, Empathie und tiefe Verbindung erfordert. Zuhören, wenn es achtsam geschieht, kann Beziehungen stärken, Missverständnisse reduzieren und das Gefühl von Verbundenheit und Vertrauen schaffen. In diesem Text geht es darum, was achtsames Zuhören ausmacht, warum es so wichtig ist, und wie du diese Fähigkeit im Alltag anwenden kannst.

Was bedeutet achtsames Zuhören?

Achtsames Zuhören ist ein aktiver und bewusster Prozess, bei dem der Zuhörer seine volle Aufmerksamkeit auf die sprechende Person richtet, ohne von eigenen Gedanken, Urteilen oder Ablenkungen eingenommen zu werden. Es erfordert, im Moment präsent zu sein und den anderen wirklich zu hören – sowohl auf der inhaltlichen als auch auf der emotionalen Ebene. Oft neigen wir dazu, beim Zuhören bereits darüber nachzudenken, wie wir antworten wollen, oder lassen uns von unseren eigenen Sorgen ablenken. Achtsames Zuhören fordert hingegen, diese Gewohnheiten loszulassen und sich ganz auf das Gegenüber zu fokussieren.

Die Vorteile des achtsamen Zuhörens

Achtsames Zuhören bringt zahlreiche Vorteile mit sich, die sowohl
zwischenmenschliche Beziehungen als auch das eigene Wohlbefinden
betreffen:

Verbesserte Kommunikation

Durch achtsames Zuhören vermeidest du Missverständnisse und kannst
besser auf das eingehen, was dein Gesprächspartner tatsächlich ausdrücken
möchte.

Stärkere Beziehungen

Menschen fühlen sich verstanden und wertgeschätzt, wenn ihnen
aufmerksam zugehört wird. Dies fördert Vertrauen und eine tiefere
Verbindung.

Stressreduktion

Wenn du achtsam zuhörst, bist du ganz im Moment und reduzierst
gleichzeitig die eigene innere Unruhe. Du wirst weniger von äußeren
Reizen abgelenkt und schaffst Raum für Ruhe und Klarheit.

Empathie entwickeln

Achtsames Zuhören fördert die Fähigkeit, sich in die Lage des anderen
hineinzuversetzen und dessen Perspektive nachzuvollziehen.

Die Grundlagen des achtsamen Zuhörens

Um achtsam zuzuhören, braucht es mehr als nur das bloße Hören von Worten. Es geht darum, den gesamten Kommunikationsprozess wahrzunehmen, inklusive Körpersprache, Tonfall und emotionaler Schwingung. Folgende Elemente sind essenziell:

Präsenz im Moment

Achtsames Zuhören beginnt mit der Entscheidung, im Hier und Jetzt zu sein. Das bedeutet, sämtliche Ablenkungen – sei es das Handy, der Computer oder Gedanken an andere Aufgaben – bewusst beiseitezulegen.

Nicht-Urteilen

Oft neigen wir dazu, während des Zuhörens gedanklich bereits zu bewerten oder zu urteilen. Achtsames Zuhören erfordert, diese Urteile bewusst zu unterdrücken und mit offenem Geist zuzuhören.

Aktives Zuhören

Hier geht es darum, durch kleine Gesten, wie Nicken oder kurze verbale Rückmeldungen (z. B. „Ich verstehe" oder „Erzähl mir mehr"), zu zeigen, dass du aufmerksam bist und dem Gesprächspartner Raum gibst, seine Gedanken und Gefühle auszudrücken.

Offenheit und Geduld

Manchmal fällt es schwer, dem Gesprächsverlauf zu folgen, vor allem, wenn er sich in ungewohnte Richtungen entwickelt. Achtsames Zuhören erfordert Geduld, auch wenn das Gespräch vielleicht länger dauert oder sich Themen wiederholen.

Praktische Beispiele für achtsames Zuhören

Achtsames Zuhören in einer Freundschaft
Stell dir vor, eine enge Freundin ruft dich an, weil sie sich über eine stressige Arbeitssituation auslassen möchte. Während sie spricht, bemerkst du, wie du innerlich anfängst, Ratschläge zu formulieren oder gedanklich abzuschweifen. Achtsames Zuhören bedeutet hier, innezuhalten und dich bewusst nur auf ihre Worte zu konzentrieren. Du gibst ihr den Raum, ihre Gefühle auszudrücken, ohne sie zu unterbrechen oder sofort Lösungen anzubieten. Stattdessen könntest du durch aktives Zuhören signalisieren, dass du wirklich da bist, indem du sagst: „Das klingt wirklich schwierig. Ich kann nachvollziehen, warum dich das so belastet."

Achtsames Zuhören in einer Partnerschaft
In einer Partnerschaft können kleine Missverständnisse oft zu größeren Konflikten führen, weil einer der Partner sich nicht gehört oder verstanden fühlt. Achtsames Zuhören in einer solchen Situation könnte so aussehen: Dein Partner äußert, dass er sich in letzter Zeit vernachlässigt fühlt. Anstatt direkt in die Verteidigung zu gehen und zu erklären, warum du so viel zu tun hattest, könntest du dich bewusst darauf konzentrieren, was er wirklich sagt. Du könntest ihm zeigen, dass du verstehst, indem du sagst: „Ich höre, dass du dich vernachlässigt fühlst, und das tut mir leid. Ich möchte wirklich verstehen, was ich tun kann, damit du dich wieder mehr wahrgenommen fühlst." Achtsames Zuhören schafft hier den Raum für offene Kommunikation und Empathie.

Achtsames Zuhören im Beruf
Auch im beruflichen Kontext spielt achtsames Zuhören eine große Rolle. Bei einem Teammeeting etwa stellt eine Kollegin eine Idee vor, die auf den ersten Blick nicht in dein Konzept passt. Anstatt sofort Gegenargumente zu formulieren, könntest du dich darauf konzentrieren, ihre Perspektive wirklich zu verstehen. Vielleicht findest du so Aspekte, die wertvoll sind oder sogar zur Verbesserung deiner eigenen Pläne beitragen können. Durch achtsames Zuhören stärkst du das Gefühl der Zusammenarbeit und förderst eine Kultur des Respekts.

Die Herausforderungen des achtsamen Zuhörens
Achtsames Zuhören klingt einfach, doch es erfordert Übung. Eine der größten Herausforderungen ist es, eigene Gedanken und Urteile in Schach zu halten. Gerade wenn wir das Gefühl haben, dass wir eine bessere Lösung haben oder unsicher sind, was der andere sagen wird, neigen wir dazu, nicht mehr vollständig zuzuhören. Auch Ablenkungen durch

technische Geräte, Stress oder Zeitdruck können das achtsame Zuhören erschweren.

Eine weitere Herausforderung ist die Geduld. In unserer schnelllebigen Gesellschaft wollen wir oft sofort auf den Punkt kommen oder Ratschläge geben, bevor der andere überhaupt fertig ist. Doch achtsames Zuhören bedeutet, dem Gesprächspartner die Zeit zu geben, die er braucht, um seine Gedanken und Gefühle auszudrücken.

Tipps für achtsames Zuhören im Alltag

Ablenkungen minimieren
Wenn du in ein Gespräch gehst, lege bewusst alle möglichen Ablenkungen
wie das Handy oder den Laptop beiseite. Schaffe eine Umgebung, in der
du wirklich präsent sein kannst.

Mit dem Atem verankern
Wenn du merkst, dass deine Gedanken abschweifen, konzentriere dich
kurz auf deinen Atem. Dies hilft dir, wieder in den gegenwärtigen Moment
zurückzufinden.

Die Perspektive des anderen einnehmen
Versuche, während des Zuhörens die Perspektive des anderen
einzunehmen. Was fühlt und denkt er? Was möchte er wirklich vermitteln?

Rückfragen stellen
Wenn du unsicher bist, ob du etwas richtig verstanden hast, scheue dich
nicht, nachzufragen: „Habe ich das richtig verstanden, dass…?" Dies zeigt,
dass du wirklich versuchst, den anderen zu verstehen.

Nicht sofort reagieren
Gib dir selbst einen Moment, um die Worte des anderen zu verarbeiten,
bevor du antwortest. Das schafft Raum für eine reflektierte und bewusste
Reaktion.

Fazit: Achtsames Zuhören als Schlüssel zu tiefen Verbindungen
Achtsames Zuhören ist eine kraftvolle Fähigkeit, die uns dabei hilft, tiefere
und authentischere Verbindungen zu unseren Mitmenschen aufzubauen. Es
erfordert Präsenz, Offenheit und Empathie und schenkt sowohl dem
Zuhörer als auch dem Sprecher ein Gefühl von Wertschätzung und
Verständnis. Indem wir im Alltag achtsamer zuhören, schaffen wir Raum
für eine authentische Kommunikation und stärken unsere
zwischenmenschlichen Beziehungen auf einer tieferen Ebene.

8) Vergebung: Der Schlüssel zu innerem Frieden

Vergebung ist eine der kraftvollsten Praktiken im Rahmen eines achtsamen Lebens. Sie ermöglicht es uns, uns von negativen Gefühlen wie Wut, Groll und Schmerz zu befreien und inneren Frieden zu finden. Vergebung bedeutet jedoch nicht, das Verhalten anderer gutzuheißen oder zu vergessen, sondern loszulassen – zum Wohle unserer eigenen emotionalen und psychischen Gesundheit. Sie ist ein Akt des Mitgefühls und der Selbstfürsorge und kann uns helfen, Beziehungen zu heilen, das eigene Wohlbefinden zu fördern und ein freieres Leben zu führen.

Was bedeutet Vergebung?

Vergebung ist ein innerer Prozess, bei dem wir uns entscheiden, den Schmerz oder die Verletzung, die uns durch das Verhalten eines anderen Menschen zugefügt wurde, loszulassen. Dies geschieht nicht immer sofort, und der Weg zur Vergebung kann herausfordernd sein, vor allem, wenn die Verletzung tief sitzt. Doch Vergebung bedeutet, sich von der Last negativer Emotionen zu befreien und Raum für Heilung und positiven Wandel zu schaffen.

Wichtig ist, dass Vergebung nicht mit der Versöhnung mit der Person verwechselt werden muss, die uns verletzt hat. In manchen Fällen ist es möglich, nach der Vergebung wieder eine Beziehung aufzubauen, aber das ist nicht immer notwendig. Vergebung ist primär ein Akt der Selbstbefreiung und der inneren Heilung.

Die Bedeutung von Vergebung im achtsamen Leben

In der Achtsamkeit geht es darum, den gegenwärtigen Moment mit Offenheit und Akzeptanz zu erleben. Groll und negative Emotionen binden uns jedoch an die Vergangenheit und verhindern, dass wir im Hier und Jetzt Frieden finden. Vergebung hilft uns, die Ketten dieser Vergangenheit zu lösen und im Moment präsent zu sein, ohne von alten Wunden beeinflusst zu werden.

Außerdem fördert Vergebung das emotionale Wohlbefinden. Studien zeigen, dass Menschen, die regelmäßig vergeben, ein geringeres Stressniveau haben und seltener unter Angstzuständen und Depressionen leiden. Vergebung bringt uns nicht nur inneren Frieden, sondern auch eine tiefere Verbindung zu anderen Menschen.

Schritte zur Vergebung

Der Weg zur Vergebung ist individuell und oft komplex. Es gibt jedoch einige universelle Schritte, die uns helfen können, diesen Prozess zu beginnen:

Die Verletzung anerkennen

Der erste Schritt zur Vergebung ist das Anerkennen des Schmerzes. Dies erfordert, ehrlich zu sich selbst zu sein und zuzulassen, dass man verletzt wurde. Manchmal versuchen wir, Verletzungen zu verdrängen oder zu ignorieren, aber diese können sich in Form von emotionalen Blockaden manifestieren. Nur wenn wir die Verletzung akzeptieren, können wir beginnen, sie zu heilen.

Verständnis entwickeln

Versuche, dich in die Perspektive des anderen hineinzuversetzen. Warum hat diese Person so gehandelt? Oft sind Menschen, die verletzen, selbst Opfer von Schmerz oder Unsicherheit. Das bedeutet nicht, dass ihr Verhalten gerechtfertigt ist, aber dieses Verständnis kann helfen, Mitgefühl zu entwickeln und den Groll loszulassen.

Entscheidung zur Vergebung

Vergebung ist eine bewusste Entscheidung. Du musst aktiv wählen, den Schmerz loszulassen, auch wenn dies Zeit und Wiederholung erfordert. Es ist ein Akt der Selbstfürsorge und eine Entscheidung, sich nicht länger von negativen Emotionen kontrollieren zu lassen.

Loslassen des Grolls

Der schwierigste Teil der Vergebung ist oft das tatsächliche Loslassen des Grolls. Das bedeutet, dass du aufhörst, die Verletzung immer wieder im Kopf abzuspielen oder dich in negativen Gedanken über die Person zu verlieren. Hier kann Achtsamkeit sehr hilfreich sein, indem du lernst, deine Gedanken zu beobachten und negative Gedankenspiralen zu unterbrechen.

Beispiele für Vergebung

Vergebung in der Familie
Familienbeziehungen sind oft komplex und tief verwurzelt, und Verletzungen in diesem Kontext können besonders schmerzhaft sein. Stell dir vor, du hast eine angespannte Beziehung zu einem Geschwisterteil, der dich in der Vergangenheit wiederholt enttäuscht hat. Diese Verletzungen können sich über Jahre ansammeln, und der Groll wird zu einer emotionalen Last. Achtsame Vergebung könnte in diesem Fall bedeuten, die Verletzungen zu erkennen, Mitgefühl für die Schwächen des Geschwisterteils zu entwickeln und bewusst den Wunsch zu formulieren, diese alten Wunden loszulassen. Vielleicht kann die Beziehung nicht vollständig geheilt werden, aber du kannst inneren Frieden finden, indem du den Groll nicht länger festhältst.

Vergebung am Arbeitsplatz
Ein weiteres Beispiel könnte aus dem beruflichen Kontext kommen. Stell dir vor, ein Kollege hat dich vor der gesamten Belegschaft bloßgestellt oder dich unfair behandelt. Diese Erfahrung kann zu erheblichem Ärger und Frustration führen. Vergebung im beruflichen Umfeld bedeutet, die Situation nicht länger in deinem Kopf zu wälzen oder Rachegefühle zu hegen. Anstatt den Groll in sich zu tragen, entscheidest du dich, den Vorfall loszulassen und die professionelle Beziehung unbelastet fortzuführen. Durch diese Vergebung bewahrst du deine eigene emotionale Balance und hinderst die negative Erfahrung daran, dein weiteres Arbeitsleben zu beeinflussen.

Selbstvergebung
Oft fällt es uns schwerer, uns selbst zu vergeben, als anderen. Vielleicht hast du in der Vergangenheit Entscheidungen getroffen, die dich jetzt bedauern lässt, oder du hast Fehler gemacht, die negative Konsequenzen hatten. Selbstvergebung ist ein wichtiger Teil des achtsamen Lebens, denn auch hier geht es darum, sich von negativen Gefühlen zu befreien. Ein Beispiel könnte sein, dass du dir Vorwürfe machst, weil du in einer wichtigen Situation nicht so gehandelt hast, wie du es heute tun würdest. Achtsame Selbstvergebung bedeutet, anzuerkennen, dass du damals nach bestem Wissen gehandelt hast, und dir selbst die Erlaubnis zu geben, weiterzugehen, anstatt dich in Schuldgefühlen zu verfangen.

Die Herausforderungen der Vergebung

Vergebung ist nicht immer einfach und kann viele Herausforderungen mit sich bringen. Eine der größten Hürden ist oft der Glaube, dass Vergebung bedeutet, das Verhalten der anderen Person zu rechtfertigen oder zu vergessen. Doch das ist nicht der Fall. Vergebung bedeutet vielmehr, dass du dich selbst von den negativen Emotionen befreist, die mit der Verletzung verbunden sind.

Eine weitere Herausforderung ist, dass Vergebung Zeit braucht. Es ist ein Prozess, der Geduld und Hingabe erfordert. Besonders bei tiefen Verletzungen kann es lange dauern, bis man wirklich bereit ist, loszulassen. Wichtig ist, sich selbst den Raum und die Zeit zu geben, die man benötigt, um diesen Prozess durchzugehen.

Vergebung als tägliche Praxis

Vergebung ist nicht nur eine einmalige Handlung, sondern kann als tägliche Praxis in unser Leben integriert werden. Oft sind es die kleinen Dinge im Alltag – ein unachtsames Wort, ein missverstandenes Verhalten – die sich zu größerem Groll ansammeln können. Durch regelmäßige Achtsamkeitsübungen und Selbstreflexion können wir lernen, solche kleinen Verletzungen sofort zu erkennen und loszulassen, bevor sie zu größeren Problemen werden.

Eine Möglichkeit, Vergebung zu kultivieren, ist durch Meditation. Es gibt spezielle Vergebungsmeditationen, die uns helfen, Mitgefühl für uns selbst und andere zu entwickeln und negative Emotionen bewusst loszulassen. Diese Praxis kann uns dabei unterstützen, inneren Frieden und emotionale Freiheit zu finden.

Fazit: Vergebung als Weg zu innerem Frieden
Vergebung ist eine der tiefgreifendsten Praktiken im achtsamen Leben. Sie befreit uns von den Fesseln der Vergangenheit und ermöglicht es uns, mit offenem Herzen und klarem Geist im Moment zu leben. Durch Vergebung schaffen wir Raum für Heilung, Wachstum und positive Veränderungen in unserem Leben. Ob es darum geht, anderen zu vergeben oder uns selbst, der Akt der Vergebung ist ein Geschenk, das wir uns selbst machen – ein Geschenk, das uns zu mehr innerem Frieden, Freude und Gelassenheit führt.

9) Routinen und Rituale: Anker im Alltag für ein achtsames Leben

Im hektischen Alltag kann es eine Herausforderung sein, die innere Balance zu bewahren und Achtsamkeit zu kultivieren. Routinen und Rituale bieten dabei eine kraftvolle Möglichkeit, Struktur, Ruhe und Fokus in unser Leben zu bringen. Sie schaffen Ankerpunkte, an denen wir uns orientieren und auf die wir uns verlassen können. Diese wiederkehrenden Abläufe helfen uns, bewusster zu leben, Stress zu reduzieren und einen tieferen Sinn im Alltäglichen zu finden.

Der Unterschied zwischen Routinen und Ritualen

Bevor wir tiefer in das Thema eintauchen, ist es hilfreich, den Unterschied zwischen Routinen und Ritualen zu klären. Beide Begriffe werden oft synonym verwendet, doch es gibt feine Unterschiede:

Routinen sind Handlungen oder Abläufe, die regelmäßig durchgeführt werden, meist aus praktischen Gründen. Sie bieten Struktur und helfen uns, den Alltag effizient zu bewältigen. Ein Beispiel für eine Routine ist das morgendliche Zähneputzen oder der tägliche Arbeitsweg.

Rituale hingegen sind bewusst ausgeführte Handlungen, denen wir eine tiefere Bedeutung oder einen symbolischen Wert zuschreiben. Sie verbinden uns mit einer größeren Absicht und können uns emotional und spirituell nähren. Ein Beispiel für ein Ritual ist das tägliche Meditieren oder das bewusste Genießen einer Tasse Tee als Moment der Entschleunigung.

Beide, Routinen und Rituale, haben ihren Platz im achtsamen Leben, denn sie fördern Achtsamkeit, indem sie uns in den Moment zurückbringen und uns helfen, die Verbindung zu uns selbst und unserer Umwelt zu stärken.

Die Kraft von Routinen im Alltag

Routinen bieten eine stabile Struktur, die uns durch den Tag trägt. Besonders in stressigen oder chaotischen Zeiten geben sie uns Halt und Sicherheit. Wenn wir regelmäßig bestimmte Abläufe praktizieren, können wir unseren Geist entlasten, da wir nicht ständig über alltägliche Entscheidungen nachdenken müssen. Dies schafft Raum für Achtsamkeit und Konzentration auf das Wesentliche.

Ein Beispiel für eine achtsame Routine ist das bewusste Starten des Tages. Anstatt hektisch aus dem Bett zu springen und direkt mit Arbeit oder Nachrichten zu beginnen, kannst du dir morgens einige Minuten Zeit nehmen, um ruhig aufzuwachen, vielleicht durch eine kurze Meditation, Atemübungen oder das Lesen eines inspirierenden Zitats. Dieser einfache Ablauf kann den Ton für den gesamten Tag setzen und dir helfen, achtsamer und präsenter durch den Tag zu gehen.

Ein weiteres Beispiel ist eine Abendroutine, die dir hilft, den Tag abzuschließen und dich auf eine erholsame Nacht vorzubereiten. Das kann das Abschalten digitaler Geräte, ein heißes Bad oder das Schreiben eines kurzen Tagebucheintrags über die Erlebnisse des Tages beinhalten. Diese Rituale signalisieren deinem Körper und Geist, dass es Zeit ist, zur Ruhe zu kommen, und fördern so einen besseren Schlaf.

Rituale als bewusste Pausen im Alltag

Rituale hingegen gehen über das Funktionale hinaus. Sie schaffen Momente der Reflexion, Dankbarkeit und Verbindung. Während Routinen oft automatisiert ablaufen, laden Rituale dazu ein, den Moment bewusst zu erleben und ihm eine besondere Bedeutung zu geben.

Ein achtsames Ritual kann so einfach sein wie das bewusste Trinken einer Tasse Tee. Anstatt den Tee nebenbei zu konsumieren, setzt du dich hin, atmest tief ein und aus, nimmst das Aroma des Tees wahr und spürst die Wärme der Tasse in deinen Händen. Du konzentrierst dich voll und ganz auf diesen Moment und lässt die Außenwelt für einen Augenblick los. Solche Rituale helfen uns, die Hektik des Alltags zu durchbrechen und Momente der Achtsamkeit zu schaffen.

Auch der Gang in die Natur kann zu einem achtsamen Ritual werden. Wenn du regelmäßig einen Spaziergang in einem Park oder Wald machst, kannst du diesen Moment nutzen, um dich mit der Natur zu verbinden, die Geräusche und Gerüche bewusst wahrzunehmen und den Stress des Alltags abzulegen. Diese kurzen, aber bewussten Rituale können eine tiefe Ruhe und Zufriedenheit bringen.

Wie Routinen und Rituale Achtsamkeit fördern

Routinen und Rituale fördern Achtsamkeit auf verschiedene Weisen:

Struktur und Beständigkeit

Regelmäßige Abläufe geben unserem Tag eine verlässliche Struktur, was es einfacher macht, achtsam zu bleiben. Wenn wir uns nicht ständig auf die Planung und Organisation des Alltags konzentrieren müssen, haben wir mehr Raum, uns auf das Hier und Jetzt zu konzentrieren.

Bewusstes Erleben

Während Routinen uns helfen, den Alltag effizient zu gestalten, laden Rituale dazu ein, den Moment bewusst zu erleben. Durch das Verlangsamen und das Fokussieren auf eine einzige Tätigkeit, wie das Genießen eines Tees oder das Schreiben in ein Tagebuch, trainieren wir unsere Achtsamkeit und verbessern unsere Fähigkeit, im Moment zu bleiben.

Selbstfürsorge

Rituale und Routinen fördern Selbstfürsorge. Sie schaffen kleine Inseln im Alltag, die nur für uns selbst reserviert sind. Ob eine kurze Meditation am Morgen oder das bewusste Abschalten vor dem Schlafengehen – solche Rituale erinnern uns daran, dass wir uns Zeit für uns selbst nehmen müssen, um mental und emotional im Gleichgewicht zu bleiben.

Reduktion von Stress

Regelmäßige, achtsame Rituale können helfen, den Stress des Alltags zu reduzieren. Sie bieten uns Momente der Entspannung und Reflexion, in denen wir den Geist klären und den Körper entspannen können.

Beispiele für achtsame Routinen und Rituale

Morgenritual der Dankbarkeit

Beginne jeden Tag, indem du drei Dinge aufschreibst, für die du dankbar bist. Dies kann deinen Fokus auf die positiven Aspekte des Lebens lenken und dir helfen, den Tag mit einem Gefühl der Fülle zu beginnen.

Meditation als tägliches Ritual

Plane jeden Tag zehn Minuten für eine Meditationspraxis ein. Setze dich an einen ruhigen Ort, konzentriere dich auf deinen Atem und lasse deine Gedanken ziehen, ohne an ihnen festzuhalten. Dieses Ritual hilft, Klarheit und Ruhe in deinen Tag zu bringen.

Abendroutine zum Abschalten

Beende den Tag mit einer Abendroutine, die dich auf einen erholsamen Schlaf vorbereitet. Dazu gehört das Ausschalten von elektronischen Geräten, das Lesen eines Buches oder das Dehnen, um den Körper zu entspannen. Durch diese Routine gibst du deinem Körper das Signal, zur Ruhe zu kommen und den Tag loszulassen.

Naturverbundenheit als wöchentliches Ritual

Einmal pro Woche bewusst Zeit in der Natur zu verbringen, kann ein kraftvolles Ritual sein. Dies kann ein Spaziergang im Park oder eine Wanderung in den Bergen sein. Während dieser Zeit kannst du deine Umgebung bewusst wahrnehmen und dich mit der Natur verbinden.

Routinen und Rituale in den Alltag integrieren

Es erfordert keine großen Veränderungen, um Routinen und Rituale in den
Alltag zu integrieren. Der Schlüssel liegt darin, kleine, aber bewusste
Handlungen in deinen Tag einzubauen. Beginne mit einem einzigen Ritual,
das für dich eine besondere Bedeutung hat, und baue es nach und nach aus.
Du wirst feststellen, dass sich durch diese Praxis nicht nur dein
Tagesablauf, sondern auch dein inneres Wohlbefinden positiv verändert.

Es ist wichtig, Routinen und Rituale flexibel zu halten und sie an deine
Bedürfnisse anzupassen. Was für eine Person funktioniert, muss nicht
zwangsläufig für alle passen. Achtsamkeit bedeutet, aufmerksam für deine
eigenen Bedürfnisse zu sein und dich darauf einzulassen, was dir in jedem
Moment gut tut.

Fazit: Routinen und Rituale für ein achtsames Leben

Routinen und Rituale sind nicht nur Werkzeuge, um unseren Alltag zu
strukturieren, sondern sie bieten uns auch die Möglichkeit, Achtsamkeit zu
kultivieren und inneren Frieden zu finden. Sie helfen uns, den Stress des
Alltags zu reduzieren, uns auf das Wesentliche zu konzentrieren und uns
regelmäßig Momente der Ruhe und Reflexion zu gönnen. Ob es sich um
eine kleine Morgenroutine oder ein wöchentliches Ritual in der Natur
handelt – diese Anker im Alltag können uns helfen, bewusster, zufriedener
und achtsamer zu leben.

10) Sinnfindung: Der Schlüssel zu einem erfüllten Leben

In einer Welt, die oft von Hektik und Oberflächlichkeit geprägt ist, stellt sich immer häufiger die Frage nach dem Sinn des Lebens. Die Suche nach Sinn geht weit über das Streben nach Erfolg, Reichtum oder Status hinaus. Sie ist eine tiefere, innere Reise, die das Potenzial hat, unser Leben zu bereichern und uns zu mehr Zufriedenheit zu führen. Achtsamkeit spielt in diesem Prozess eine zentrale Rolle, da sie uns hilft, unsere Gedanken zu klären, uns auf das Wesentliche zu konzentrieren und tiefer in uns hineinzuhorchen, um Antworten auf existenzielle Fragen zu finden.

Was bedeutet Sinnfindung?

Sinnfindung bedeutet, eine tiefe, persönliche Bedeutung in den Dingen zu entdecken, die wir tun, und in den Erfahrungen, die wir machen. Sie ist nicht nur auf eine große Lebensvision beschränkt, sondern kann in kleinen alltäglichen Handlungen und Momenten gefunden werden. Der österreichische Psychiater Viktor Frankl, der das Buch „Man's Search for Meaning" schrieb, prägte den Satz: „Der Mensch strebt nicht nach Glück, sondern nach Sinn." Er stellte fest, dass Menschen selbst unter den schwierigsten Bedingungen einen Sinn im Leben finden können, wenn sie sich auf das konzentrieren, was für sie persönlich wertvoll ist.

Die Rolle der Achtsamkeit bei der Sinnfindung

Achtsamkeit ist ein mächtiges Werkzeug, um den Prozess der Sinnfindung zu unterstützen. Durch Achtsamkeitspraxis lernen wir, den gegenwärtigen Moment bewusst wahrzunehmen, ohne ihn zu bewerten. Dadurch können wir tiefer in uns hineinhören und erkennen, was uns wirklich wichtig ist, jenseits von äußeren Erwartungen oder gesellschaftlichen Normen.

Indem wir uns achtsam auf den Moment einlassen, schaffen wir Raum für Selbstreflexion. Wir sind in der Lage, unsere Werte, Wünsche und Leidenschaften klarer zu sehen und zu erkennen, wie sie unser tägliches Handeln beeinflussen. Das hilft uns, sinnvolle Entscheidungen zu treffen und unser Leben bewusst in eine Richtung zu lenken, die mit unseren inneren Werten übereinstimmt.

Beispiele für Sinnfindung im Alltag

Sinnfindung muss nicht immer mit großen, weltverändernden Ereignissen verbunden sein. Oft sind es die kleinen Dinge des Lebens, die eine tiefe Bedeutung haben. Hier sind einige Beispiele, wie man durch achtsame Praxis Sinn im Alltag finden kann:

Sinn in Beziehungen finden

Beziehungen sind eine der wertvollsten Quellen für Sinn im Leben. Wenn wir achtsam mit unseren Mitmenschen umgehen, uns Zeit nehmen, zuzuhören und echte Verbindungen zu schaffen, können wir eine tiefere Erfüllung erfahren. Ein Beispiel hierfür ist ein achtsames Gespräch mit einem Freund, bei dem man wirklich zuhört, ohne abzulenken oder zu unterbrechen. Dieses einfache Zuhören schafft nicht nur eine tiefere Verbindung, sondern gibt beiden Seiten das Gefühl, gehört und verstanden zu werden – ein bedeutungsvoller Moment.

Sinn in der Arbeit finden

Die Arbeit nimmt einen großen Teil unseres Lebens ein. Daher ist es wichtig, eine Tätigkeit zu finden, die uns erfüllt. Doch auch in Tätigkeiten, die vielleicht auf den ersten Blick nicht sinnvoll erscheinen, können wir durch Achtsamkeit einen tieferen Sinn entdecken. Wenn wir uns bewusst auf die positiven Aspekte unserer Arbeit konzentrieren – wie die Möglichkeit, anderen zu helfen oder etwas Wertvolles zu schaffen –, können wir selbst in den alltäglichsten Aufgaben Bedeutung finden.

Sinn in der Natur finden

Zeit in der Natur zu verbringen, ist eine weitere Möglichkeit, Sinn zu erfahren. Die Natur bietet uns nicht nur Erholung und Entspannung, sondern auch die Möglichkeit, uns als Teil eines größeren Ganzen zu fühlen. Ein achtsamer Spaziergang durch den Wald, bei dem man die Geräusche, Gerüche und die Schönheit der Natur bewusst wahrnimmt, kann uns das Gefühl von Verbundenheit mit der Welt um uns herum geben und uns daran erinnern, dass unser Leben einen Platz im größeren Gefüge der Natur hat.

Sinn im Helfen finden

Sinn entsteht oft dann, wenn wir anderen helfen. Ob es sich um eine kleine Geste der Freundlichkeit oder eine größere, bewusste Entscheidung handelt, anderen zu dienen – diese Handlungen können uns das Gefühl geben, dass unser Leben eine positive Wirkung hat. Ein Beispiel hierfür wäre, sich freiwillig in einer örtlichen Organisation zu engagieren oder einem Nachbarn in Not zu helfen. Solche Gesten mögen klein erscheinen, aber sie können sowohl für den Helfenden als auch für den Empfänger von großer Bedeutung sein.

Hindernisse bei der Sinnfindung

Die Suche nach Sinn ist nicht immer einfach und kann auf Hindernisse stoßen. Oft sind wir so in die Alltagshektik verwickelt, dass wir uns selten die Zeit nehmen, innezuhalten und uns zu fragen, was für uns wirklich wichtig ist. Gesellschaftliche Erwartungen, Leistungsdruck oder das Streben nach äußerem Erfolg können uns davon abhalten, den wahren Sinn zu entdecken.

Ein weiteres Hindernis ist die Angst vor Veränderung. Die Erkenntnis, dass das, was wir tun, keinen Sinn für uns hat, kann beängstigend sein, da sie oft den Wunsch nach Veränderung mit sich bringt. Hier kann Achtsamkeit helfen, indem sie uns lehrt, Veränderungen mit Offenheit und Akzeptanz zu begegnen, anstatt uns davor zu fürchten.

Wie man achtsam Sinn im Leben findet

Der Prozess der Sinnfindung ist für jeden Menschen unterschiedlich, aber
einige grundlegende Schritte können dabei helfen:

Selbstreflexion
Nehme dir regelmäßig Zeit für die Selbstreflexion. Dies kann durch
Meditation, Journaling oder einfaches Nachdenken über dein Leben
geschehen. Frage dich: Was ist mir wirklich wichtig? Welche Aktivitäten,
Menschen oder Erfahrungen geben mir das Gefühl, dass mein Leben
Bedeutung hat?

Werte identifizieren
Sinn entsteht oft, wenn wir nach unseren Werten leben. Identifiziere die
Werte, die dir wichtig sind, und überlege, wie du diese in deinem Alltag
umsetzen kannst. Wenn du zum Beispiel den Wert der Kreativität schätzt,
suche nach Möglichkeiten, kreativ zu sein, sei es durch Kunst, Schreiben
oder Problemlösung im Berufsleben.

Achtsame Entscheidungen treffen
Achtsamkeit hilft uns, bewusste Entscheidungen zu treffen. Anstatt
impulsiv zu handeln oder äußeren Erwartungen zu folgen, können wir
innehalten und uns fragen, ob unsere Handlungen mit unseren Werten und
Zielen übereinstimmen. Dies führt dazu, dass unser Leben authentischer
und bedeutungsvoller wird.

Offen für neue Erfahrungen sein
Sinn entsteht oft durch neue Erfahrungen und Herausforderungen. Sei
offen für Veränderungen und neue Möglichkeiten, auch wenn sie
außerhalb deiner Komfortzone liegen. Diese können dir helfen, neue
Facetten des Lebens zu entdecken und dein Verständnis von Sinn zu
erweitern.

Fazit: Die fortwährende Reise der Sinnfindung
Sinnfindung ist keine einmalige Angelegenheit, sondern ein lebenslanger
Prozess. Unsere Definition von Sinn kann sich im Laufe der Zeit
verändern, während wir uns weiterentwickeln und neue Erfahrungen
machen. Achtsamkeit hilft uns dabei, diesen Prozess bewusst zu gestalten
und auf das zu achten, was in jedem Moment von Bedeutung ist.
Letztendlich geht es nicht darum, den einen „großen Sinn" zu finden,
sondern die Fülle und Tiefe in jedem Aspekt unseres Lebens zu erkennen
und zu schätzen.

11) Non-judgment: Schlüsselkonzept der Achtsamkeit

In der heutigen Welt sind Urteile allgegenwärtig. Ob bewusst oder
unbewusst, neigen wir dazu, Menschen, Situationen und uns selbst schnell
zu bewerten. Doch eines der grundlegenden Prinzipien der Achtsamkeit ist
das Konzept des Non-judgment – die Praxis, das, was im gegenwärtigen
Moment geschieht, ohne Wertung zu betrachten. Dies bedeutet,
Beobachtungen zu machen, ohne sofort Etiketten wie „gut" oder „schlecht"
anzuwenden. Non-judgment ist ein Schlüssel, um inneren Frieden, Klarheit
und Akzeptanz zu kultivieren.

Was ist Non-judgment?

Non-judgment bedeutet, die Welt und unsere Erfahrungen so anzunehmen, wie sie sind, ohne sie in Kategorien von richtig oder falsch, gut oder schlecht einzuordnen. Es geht darum, unsere Neigung, alles zu bewerten und zu etikettieren, bewusst zu erkennen und loszulassen. Oft sind diese Urteile unbewusst und basieren auf vorgefassten Meinungen oder gesellschaftlichen Normen, die nicht immer der Realität entsprechen.

Ein einfaches Beispiel: Wenn du im Verkehr im Stau stehst, neigst du vielleicht dazu, die Situation sofort als „schlecht" oder „frustrierend" zu bewerten. Diese Bewertung führt oft zu Stress und negativen Gefühlen. Praktizierst du jedoch Non-judgment, kannst du den Stau als das akzeptieren, was er ist – eine Verzögerung – ohne ihm ein emotionales Etikett aufzudrücken. Du nimmst die Situation einfach wahr, ohne zusätzliche mentale Last.

Die Rolle des Non-judgment in der Achtsamkeit

Achtsamkeit lehrt uns, im Hier und Jetzt zu sein. Doch häufig wird dieser Moment durch die Art und Weise, wie wir ihn bewerten, verfälscht. Wenn wir ständig urteilen, ob eine Situation wünschenswert oder unangenehm ist, verlieren wir die Fähigkeit, ihn neutral und objektiv zu erleben. Non-judgment hilft uns, aus dieser Spirale auszubrechen. Indem wir lernen, neutral zu beobachten, geben wir uns die Freiheit, eine tiefere, authentischere Erfahrung des Moments zu machen.

Ein zentrales Ziel der Achtsamkeit ist es, das Bewusstsein zu schärfen und eine offene Haltung gegenüber allem, was uns begegnet, zu entwickeln. Non-judgment hilft dabei, indem es den Raum schafft, in dem Erfahrungen sich entfalten können, ohne von unseren Bewertungen eingefärbt zu werden. Dadurch wird der gegenwärtige Moment in seiner Fülle und Komplexität erlebbar.

Wie man Non-judgment praktiziert

Bewusstes Wahrnehmen von Urteilen
Der erste Schritt zur Praxis des Non-judgment ist das Bewusstmachen von
Urteilen, sobald sie auftauchen. Das mag zunächst schwer erscheinen, da
unser Gehirn darauf trainiert ist, ständig zu bewerten. Versuche, im Alltag
achtsam zu sein und darauf zu achten, wann du urteilst. Sobald du ein
Urteil bemerkst, halte inne und erkenne es einfach an, ohne es weiter zu
verstärken.

Beispiel: Du siehst einen Menschen auf der Straße und bemerkst, dass du
ihn aufgrund seines Aussehens oder Verhaltens sofort bewertest. In diesem
Moment kannst du innehalten und dir sagen: „Das ist ein Urteil. Es muss
nicht der Realität entsprechen."

Loslassen von Etiketten
Ein weiterer Schritt besteht darin, die Etiketten, die du automatisch an
Situationen oder Menschen anheftest, bewusst loszulassen. Übe dich darin,
Dinge einfach als das zu sehen, was sie sind, ohne sie sofort zu
kategorisieren.

Beispiel: Du stehst vor einer schwierigen Aufgabe und neigst dazu, sie als
„schlecht" oder „unüberwindbar" zu bewerten. Stattdessen versuche, die
Aufgabe einfach als das zu sehen, was sie ist: eine Aufgabe, die deine
Aufmerksamkeit erfordert. Sie ist weder gut noch schlecht, sondern einfach
eine Gegebenheit.

Akzeptanz üben
Non-judgment geht Hand in Hand mit Akzeptanz. Es geht darum, das, was
passiert, anzunehmen, ohne es zu bewerten oder verändern zu wollen.
Wenn du Akzeptanz übst, wirst du feststellen, dass viele der Urteile, die du
fällst, aus einem inneren Widerstand gegen das kommen, was ist.
Akzeptiere den Moment, so wie er ist, ohne ihn ändern zu wollen.

Beispiel: Du verspürst Traurigkeit und neigst dazu, diese Emotion als
„negativ" oder „schwach" zu bewerten. Stattdessen kannst du die
Traurigkeit einfach wahrnehmen und akzeptieren, dass sie Teil deiner
Erfahrung in diesem Moment ist.

Mitgefühl kultivieren
Non-judgment schließt auch Mitgefühl ein – sowohl für uns selbst als auch
für andere. Häufig bewerten wir uns selbst am strengsten. Wenn wir

lernen, uns selbst mit einem freundlichen und nicht wertenden Blick zu betrachten, können wir mehr innere Ruhe und Zufriedenheit finden.

Beispiel: Du machst einen Fehler und neigst dazu, dich selbst hart zu verurteilen: „Ich bin so dumm, dass mir das passiert ist." Stattdessen übe dich in Non-judgment und sage dir: „Ich habe einen Fehler gemacht, wie es jedem Menschen passieren kann. Das ist okay." Dieses Mitgefühl ermöglicht es dir, den Moment mit Freundlichkeit und Akzeptanz zu betrachten.

Die Herausforderung des Non-judgment

Non-judgment zu praktizieren, ist eine Herausforderung, da unsere Urteile oft tief in unserem Denken verankert sind. Es erfordert Geduld und Selbstreflexion, um diese automatischen Reaktionen zu erkennen und sie zu transformieren. Doch mit der Zeit und kontinuierlicher Praxis wird es leichter, und du wirst bemerken, dass du immer häufiger in der Lage bist, Situationen und Menschen mit einem offenen und neutralen Blick zu betrachten.

Ein großer Vorteil dieser Praxis ist die Reduzierung von Stress und negativen Emotionen. Wenn wir aufhören, uns ständig über uns selbst und andere zu ärgern oder uns in Bewertungen zu verlieren, schaffen wir Raum für mehr Gelassenheit und Frieden in unserem Leben.

Non-judgment im Alltag: Praktische Beispiele

In der Arbeit
Du bekommst Feedback von deinem Chef, das dir zunächst unangenehm
ist. Anstatt das Feedback sofort als negativ oder eine persönliche Kritik zu
bewerten, könntest du versuchen, es neutral zu betrachten und als eine
Möglichkeit zur Verbesserung zu sehen.

Im sozialen Umfeld
Du bemerkst, dass ein Freund sich plötzlich distanziert verhält. Anstatt dies
sofort als Ablehnung zu interpretieren, könntest du den Moment ohne
Bewertung wahrnehmen und später in einem offenen, nicht wertenden
Gespräch nachfragen, wie es ihm geht.

In dir selbst
Du spürst in einer stressigen Situation Unruhe oder Angst aufsteigen.
Anstatt diese Gefühle als „schlecht" zu bewerten und gegen sie
anzukämpfen, kannst du versuchen, sie einfach wahrzunehmen und zu
akzeptieren, dass sie im Moment da sind, ohne sie zu verurteilen.

Fazit: Non-judgment als Weg zu innerer Freiheit
Die Praxis des Non-judgment ist eine wertvolle Methode, um mehr
Achtsamkeit, Gelassenheit und Akzeptanz in das eigene Leben zu bringen.
Indem wir lernen, unsere Urteile loszulassen und den Moment so zu
akzeptieren, wie er ist, können wir inneren Frieden finden und unser Leben
freier und authentischer gestalten. Non-judgment eröffnet uns die
Möglichkeit, das Leben in seiner vollen Bandbreite zu erfahren – ohne die
Einschränkungen, die durch ständige Bewertungen entstehen. Es ist ein
Weg, um mehr Mitgefühl, Offenheit und Frieden zu kultivieren – sowohl
für uns selbst als auch für die Menschen um uns herum.

12) Akzeptanz: Die Kunst, das Leben anzunehmen, wie es ist

Akzeptanz ist ein zentrales Thema in der Achtsamkeitspraxis. Sie bedeutet, die Dinge so zu nehmen, wie sie sind, ohne Widerstand zu leisten oder sie verändern zu wollen. Es geht darum, die Realität des Augenblicks zu erkennen und zu akzeptieren, auch wenn sie nicht unseren Wünschen oder Vorstellungen entspricht. Oft neigen wir dazu, gegen unangenehme Gefühle, Situationen oder Aspekte unserer Persönlichkeit zu kämpfen. Dieser Kampf kann jedoch zu mehr Stress und Unzufriedenheit führen. Akzeptanz hingegen eröffnet einen Weg zu innerem Frieden und emotionaler Freiheit.

Was bedeutet Akzeptanz in der Achtsamkeit?

In der Achtsamkeit bedeutet Akzeptanz, die Realität des Moments ohne Urteil anzunehmen. Dies schließt sowohl äußere Umstände als auch unsere inneren Gefühle und Gedanken mit ein. Akzeptanz bedeutet nicht, dass wir alles gutheißen oder uns mit unangenehmen Situationen abfinden müssen, sondern dass wir sie ohne Widerstand und Bewertung als das annehmen, was sie sind.

Ein einfaches Beispiel: Du planst ein Picknick, und es beginnt zu regnen. In dieser Situation kannst du entweder wütend und frustriert über den Regen sein, weil er deine Pläne durchkreuzt, oder du kannst den Regen akzeptieren und nach einer anderen Möglichkeit suchen, deine Zeit zu genießen. Akzeptanz bedeutet hier, den Regen nicht als „schlecht" zu bewerten, sondern ihn als Teil der gegenwärtigen Realität zu sehen.

Akzeptanz im Alltag: Den Moment annehmen

Die Praxis der Akzeptanz lässt sich in vielen Bereichen des Alltags umsetzen. Oft geraten wir in Stress oder negative Emotionen, weil wir gegen das kämpfen, was bereits da ist. Indem wir lernen, den Moment so anzunehmen, wie er ist, können wir unsere Reaktionen auf Stress und Unannehmlichkeiten verändern.

Emotionale Akzeptanz

Ein wichtiger Aspekt der Akzeptanz ist die emotionale Akzeptanz – das Zulassen und Annehmen aller Gefühle, die in uns aufkommen, ohne sie zu unterdrücken oder zu bewerten. Oft versuchen wir, unangenehme Gefühle wie Traurigkeit, Angst oder Wut zu vermeiden oder zu bekämpfen, weil wir glauben, dass sie „negativ" sind. In der Achtsamkeitspraxis lernen wir jedoch, dass alle Gefühle eine Daseinsberechtigung haben und uns wichtige Informationen über uns selbst geben.

Ein Beispiel: Du fühlst dich nach einem Streit mit einem Freund verletzt und traurig. Anstatt diese Gefühle zu verdrängen oder zu bewerten („Ich sollte nicht traurig sein" oder „Es ist falsch, so empfindlich zu sein"), übst du dich in Akzeptanz. Du erkennst an, dass diese Gefühle da sind, ohne sie zu bewerten oder zu versuchen, sie sofort zu ändern. Du könntest dir innerlich sagen: „Ich fühle mich gerade traurig. Es ist okay, traurig zu sein." Diese Akzeptanz schafft Raum für Heilung und erlaubt es dir, authentisch mit deinen Emotionen umzugehen.

Akzeptanz von Unvollkommenheit

Akzeptanz bedeutet auch, unsere eigenen Unvollkommenheiten und Schwächen zu akzeptieren. Oft stellen wir hohe Erwartungen an uns selbst und andere und sind frustriert, wenn diese Erwartungen nicht erfüllt werden. Achtsamkeit lehrt uns jedoch, dass Perfektion eine Illusion ist und dass es in Ordnung ist, Fehler zu machen oder nicht immer perfekt zu sein.

Ein Beispiel: Du hast einen Fehler bei der Arbeit gemacht und fühlst dich schuldig oder unzulänglich. Anstatt dich selbst zu verurteilen, übst du dich in Selbstakzeptanz. Du erkennst an, dass Fehler zum Menschsein gehören und dass es in Ordnung ist, nicht immer alles richtig zu machen. Du könntest dir selbst sagen: „Es ist in Ordnung, Fehler zu machen. Ich lerne daraus und wachse daran." Diese Haltung der Akzeptanz reduziert den inneren Druck und fördert Selbstmitgefühl.

Akzeptanz von Veränderungen

Ein weiteres wichtiges Thema der Akzeptanz ist der Umgang mit Veränderungen. Das Leben ist ständig im Wandel, und oft neigen wir dazu, an alten Mustern oder Vorstellungen festzuhalten, weil wir Angst vor dem Unbekannten haben. Akzeptanz bedeutet, den natürlichen Fluss des Lebens anzunehmen und Veränderungen nicht als Bedrohung, sondern als Teil des Lebens zu betrachten.

Ein Beispiel: Du hast einen neuen Job begonnen und fühlst dich unsicher und überfordert. Anstatt gegen diese Veränderung anzukämpfen oder dir zu wünschen, dass alles wieder so wird, wie es vorher war, übst du dich in Akzeptanz. Du erkennst an, dass Veränderung ein natürlicher Teil des Lebens ist und dass es normal ist, sich an neue Umstände zu gewöhnen. Indem du die Unsicherheit akzeptierst, erlaubst du dir, offen für neue Erfahrungen zu sein und in deinem neuen Umfeld zu wachsen.

Akzeptanz und innerer Frieden

Akzeptanz führt zu innerem Frieden, weil sie uns von dem Druck befreit, alles kontrollieren oder verändern zu müssen. Wenn wir akzeptieren, was wir nicht ändern können, geben wir uns selbst die Erlaubnis, loszulassen und uns dem Fluss des Lebens hinzugeben. Dies bedeutet nicht, dass wir passiv werden oder unsere Ziele aufgeben, sondern dass wir den Widerstand gegen das, was außerhalb unserer Kontrolle liegt, loslassen.

Die Praxis der Akzeptanz führt dazu, dass wir weniger Energie in den Kampf gegen das investieren, was bereits da ist, und mehr Raum für Freude, Gelassenheit und positive Veränderungen schaffen. Sie hilft uns, das Leben in seiner Gesamtheit zu akzeptieren – mit all seinen Höhen und Tiefen – und dadurch eine tiefere Verbindung zu uns selbst und unserer Umwelt zu entwickeln.

Wie man Akzeptanz übt

Akzeptanz ist eine Fähigkeit, die durch regelmäßige Praxis und Achtsamkeit kultiviert werden kann. Hier sind einige Möglichkeiten, wie du Akzeptanz in deinem Alltag üben kannst:

Achtsamkeitspraxis

Beginne mit einer täglichen Achtsamkeitspraxis, um dir deiner Gedanken, Gefühle und Urteile bewusst zu werden. Nimm dir jeden Tag ein paar Minuten Zeit, um dich auf deinen Atem oder deine Körperempfindungen zu konzentrieren und einfach zu beobachten, was in dir vorgeht, ohne es zu bewerten.

Akzeptanz von Gefühlen

Wenn unangenehme Gefühle aufkommen, versuche, sie nicht zu unterdrücken oder zu bewerten. Erlaube dir, diese Gefühle zu spüren, und erkenne an, dass sie ein natürlicher Teil des menschlichen Erlebens sind.

Loslassen von Kontrolle

Akzeptanz bedeutet oft, die Kontrolle loszulassen. Übe dich darin, Dinge anzunehmen, die außerhalb deiner Kontrolle liegen, und erkenne, dass du nicht immer alles ändern oder beeinflussen kannst.

Selbstmitgefühl

Akzeptanz geht Hand in Hand mit Selbstmitgefühl. Sei freundlich zu dir selbst und akzeptiere deine Unvollkommenheiten, anstatt dich für Fehler oder Schwächen zu verurteilen.

Fazit: Akzeptanz als Schlüssel zu einem erfüllten Leben

Akzeptanz ist eine der kraftvollsten Fähigkeiten, die wir entwickeln können, um ein achtsames und erfülltes Leben zu führen. Sie hilft uns, das Leben so zu nehmen, wie es ist, ohne uns in Widerstand oder Urteil zu verlieren. Indem wir lernen, sowohl unsere äußeren Umstände als auch unsere inneren Gefühle und Gedanken zu akzeptieren, schaffen wir Raum für inneren Frieden, Gelassenheit und Wachstum. Akzeptanz ist nicht immer einfach, aber sie ist ein Weg zu mehr Freiheit und Zufriedenheit im Leben.

13) Kreativität und Ausdruck: Der Weg zur authentischen Selbstentfaltung

Kreativität ist ein wesentlicher Bestandteil eines achtsamen Lebens, denn sie ermöglicht es uns, unsere Gedanken und Gefühle auf authentische Weise auszudrücken. Oft wird Kreativität mit künstlerischen Aktivitäten wie Malen, Schreiben oder Musizieren gleichgesetzt, doch in Wahrheit steckt Kreativität in vielen Aspekten des Lebens. Sie ist nicht nur eine Möglichkeit, Kunst zu schaffen, sondern auch ein Werkzeug, um sich selbst besser zu verstehen und das Leben bewusst zu gestalten.

Kreativität und achtsamer Ausdruck hängen eng miteinander zusammen. In der Achtsamkeit geht es darum, den gegenwärtigen Moment zu erleben, ohne ihn zu bewerten oder zu verändern. Kreativität ermöglicht es uns, diesen Moment zu nutzen, um unser Inneres auf eine Weise nach außen zu tragen, die im Einklang mit unserem authentischen Selbst steht.

Kreativität im Rahmen der Achtsamkeit

Achtsamkeit hilft uns, kreativer zu sein, indem sie den Geist öffnet und uns von inneren Blockaden wie Selbstkritik und Angst befreit. Kreativität erfordert oft einen Zustand des „Flows", in dem man vollständig in einer Tätigkeit aufgeht und das Gefühl für Zeit verliert. Achtsamkeit kann diesen Zustand fördern, indem sie uns lehrt, präsent zu bleiben und uns nicht von ablenkenden Gedanken oder Selbstzweifeln überwältigen zu lassen.

Ein achtsames Leben kann unsere Kreativität in vielerlei Hinsicht fördern. Durch die bewusste Wahrnehmung des Alltags lernen wir, Inspiration in den kleinen Dingen zu finden – ein Sonnenuntergang, das Lächeln eines Fremden, das Geräusch des Regens. Indem wir unsere Umgebung und unsere Emotionen bewusster wahrnehmen, öffnen wir uns für neue Ideen und Ausdrucksformen.

Kreativität als Mittel der Selbstentfaltung

Kreativer Ausdruck ist eine Form der Selbstentfaltung, die uns hilft, unsere innere Welt zu erkunden und zu verstehen. Oft fällt es uns schwer, unsere tiefsten Gedanken und Gefühle in Worte zu fassen, doch durch kreative Aktivitäten wie Malen, Schreiben oder Tanzen können wir einen Weg finden, uns auf einer tieferen Ebene auszudrücken.

Nehmen wir das Beispiel des Tagebuchschreibens: Wer regelmäßig schreibt, gibt seinen Gedanken und Gefühlen einen Raum, in dem sie ungefiltert zum Ausdruck kommen können. Dies kann ein unglaublich heilsamer Prozess sein, besonders wenn man Schwierigkeiten hat, bestimmte Emotionen zu verarbeiten. Beim Schreiben kann man die Freiheit erleben, Gedanken zu ordnen und zu reflektieren, ohne von äußeren Urteilen beeinflusst zu werden. In diesem Fall ist das Schreiben nicht nur eine kreative Betätigung, sondern auch eine Form der Selbstfürsorge.

Kreativität als Bewältigungsstrategie

In stressigen Zeiten kann kreativer Ausdruck eine Möglichkeit sein, innere Spannungen abzubauen und sich mit den eigenen Emotionen auseinanderzusetzen. Kunsttherapie ist ein gutes Beispiel dafür, wie Kreativität zur emotionalen Heilung beitragen kann. Das Malen, Zeichnen oder Musizieren bietet Menschen die Möglichkeit, ihre Emotionen ohne Worte zu verarbeiten und dadurch eine neue Perspektive auf ihre inneren Kämpfe zu gewinnen.

Ein einfaches Beispiel dafür ist das Malen von Mandalas, eine Tätigkeit, die sowohl Kreativität als auch Achtsamkeit fördert. Das Zeichnen oder Ausmalen von Mandalas erfordert Fokus und Konzentration, was den Geist beruhigen kann. Gleichzeitig gibt es Raum für kreativen Ausdruck, da man Farben und Muster nach eigenem Ermessen wählt. Diese Kombination aus Konzentration und Kreativität hilft vielen Menschen, Stress abzubauen und innere Ruhe zu finden.

Kreativität im Alltag kultivieren

Kreativität ist nicht nur auf klassische künstlerische Aktivitäten beschränkt. Sie zeigt sich auch im Alltag, beispielsweise bei der Art und Weise, wie wir Probleme lösen, wie wir unsere Umgebung gestalten oder wie wir unsere Zeit organisieren. Ein achtsames Leben bedeutet, jeden Moment mit Neugierde und Offenheit zu begegnen, was unsere Fähigkeit zur Kreativität fördert.

Ein Beispiel für kreative Alltagsgestaltung ist das Kochen. Kochen ist eine kreative Tätigkeit, die uns erlaubt, mit verschiedenen Zutaten und Geschmacksrichtungen zu experimentieren. Wenn wir achtsam kochen, sind wir im Moment präsent und genießen den Prozess des Schneidens, Rührens und Abschmeckens. Diese bewusste Auseinandersetzung mit den Zutaten und der Zubereitung eines Gerichts kann eine Quelle großer Freude und Zufriedenheit sein. Zudem erlaubt uns das kreative Kochen, unsere persönliche Note in jedes Gericht einfließen zu lassen.

Ein weiteres Beispiel ist die Gestaltung des Wohnraums. Die Art und Weise, wie wir unser Zuhause einrichten, ist ein Spiegelbild unserer inneren Welt. Indem wir uns bewusst Zeit nehmen, um unser Umfeld kreativ zu gestalten, schaffen wir einen Raum, der unser Wohlbefinden fördert und uns inspiriert.

Überwindung kreativer Blockaden

Kreative Blockaden sind oft ein Hindernis für den Ausdruck unserer Kreativität. Diese Blockaden können durch verschiedene Faktoren verursacht werden, wie Selbstzweifel, Perfektionismus oder die Angst vor Kritik. Achtsamkeit kann uns helfen, diese Blockaden zu überwinden, indem sie uns lehrt, unsere inneren Kritiker zu erkennen und loszulassen.

Ein bewährtes Mittel, um kreative Blockaden zu überwinden, ist die „Morgen-Seiten"-Technik von Julia Cameron. Diese Methode besteht darin, jeden Morgen drei Seiten unzensierte Gedanken aufzuschreiben, ohne über den Inhalt nachzudenken oder ihn zu bewerten. Diese Praxis hilft dabei, den Geist zu klären und den kreativen Fluss zu aktivieren. Viele Menschen, die diese Methode anwenden, berichten von einem Gefühl der Freiheit und einem erhöhten Zugang zu ihrer Kreativität.

Fazit: Kreativität als Schlüssel zu einem achtsamen Leben

Kreativität und achtsamer Ausdruck sind wertvolle Werkzeuge, um ein erfülltes und authentisches Leben zu führen. Indem wir unsere kreativen Fähigkeiten pflegen, können wir nicht nur unser eigenes Wohlbefinden steigern, sondern auch eine tiefere Verbindung zu uns selbst und unserer Umwelt herstellen. Achtsamkeit und Kreativität gehen Hand in Hand: Die Achtsamkeit ermöglicht es uns, den Moment voll und ganz zu erleben, während die Kreativität uns die Freiheit gibt, diesen Moment auf einzigartige Weise auszudrücken.

Ob durch künstlerische Aktivitäten, kreatives Problemlösen oder die bewusste Gestaltung unseres Alltags – Kreativität bietet uns unzählige Möglichkeiten, unser inneres Selbst zum Ausdruck zu bringen. Indem wir uns dieser Möglichkeiten bewusst werden und sie in unser tägliches Leben integrieren, öffnen wir uns für neue Wege der Selbstentfaltung und des Wachstums.

14) Zeit in Stille: Eine achtsame Reise in die Ruhe

In einer Welt, die ständig in Bewegung ist, fällt es uns oft schwer, zur Ruhe zu kommen. Wir sind von Lärm umgeben – sei es durch das geschäftige Treiben der Stadt, die unaufhörlichen Benachrichtigungen auf unseren Handys oder unsere eigenen Gedanken, die nie stillstehen. Doch gerade in der Stille finden wir Raum für Reflexion, Klarheit und innere Ruhe. Stille ist nicht einfach das Fehlen von Geräuschen, sondern ein Zustand des Seins, in dem wir uns mit uns selbst und unserer Umwelt auf einer tieferen Ebene verbinden können.

Die Bedeutung der Stille im achtsamen Leben

Stille ist ein wesentlicher Bestandteil eines achtsamen Lebensstils. Sie bietet uns die Möglichkeit, den Lärm des Alltags hinter uns zu lassen und uns auf das Wesentliche zu konzentrieren. In der Stille können wir die Verbindung zu uns selbst stärken, indem wir uns auf den gegenwärtigen Moment und unsere inneren Empfindungen konzentrieren. Diese Praxis der Achtsamkeit hilft uns dabei, Stress abzubauen, innere Klarheit zu gewinnen und unser Wohlbefinden zu fördern.

Zeit in Stille ermöglicht es uns, achtsamer zu werden, weil sie uns die Gelegenheit gibt, den „Autopiloten-Modus" abzuschalten. Wenn wir nicht von äußeren Ablenkungen überflutet werden, haben wir die Chance, innezuhalten und uns auf unser Inneres zu besinnen. In diesem Zustand können wir unsere Gedanken, Gefühle und körperlichen Empfindungen bewusst wahrnehmen und sie ohne Bewertung akzeptieren.

Stille als Mittel zur Selbstreflexion

Ein wesentlicher Aspekt der Stille ist die Möglichkeit zur Selbstreflexion.
Oft sind wir so sehr mit den Anforderungen des Alltags beschäftigt, dass
wir wenig Zeit haben, um über unser eigenes Leben nachzudenken. Doch
gerade in stillen Momenten können wir Klarheit über unsere Ziele, Werte
und Prioritäten gewinnen. Wenn wir uns regelmäßig Zeit für Stille
nehmen, erkennen wir möglicherweise auch, welche Bereiche unseres
Lebens uns belasten und wo wir Veränderungen vornehmen möchten.

Ein Beispiel dafür ist die Praxis des stillen Sitzens, die in vielen
Meditationsformen verankert ist. Indem wir uns an einem ruhigen Ort
niederlassen, unsere Augen schließen und uns nur auf unseren Atem
konzentrieren, können wir in uns hineinspüren und wahrnehmen, was in
unserem Inneren vorgeht. Diese einfache, aber kraftvolle Methode der
Stille gibt uns die Möglichkeit, Abstand von unseren Gedanken zu
gewinnen und uns auf das Hier und Jetzt zu konzentrieren.

Stille und Kreativität

Stille ist auch ein Nährboden für Kreativität. Viele Menschen berichten, dass sie ihre besten Ideen in Momenten der Ruhe haben, wenn der Lärm des Alltags abgeklungen ist und der Geist frei von Ablenkungen ist. In der Stille können wir neue Verbindungen knüpfen, Probleme aus einer anderen Perspektive betrachten und Inspiration finden, die uns zuvor verborgen war.

Ein berühmtes Beispiel ist der Komponist Ludwig van Beethoven, der oft in die Natur ging, um Stille und Inspiration zu finden. Er wanderte durch Wälder und Felder, lauschte den Geräuschen der Natur und fand in der Stille die innere Ruhe, die er für seine schöpferische Arbeit benötigte. Auch heute nutzen viele Künstler und Kreative die Stille, um Zugang zu ihrer inneren Welt zu finden und ihre kreative Energie freizusetzen.

Beispiele für Stille im Alltag

Obwohl viele Menschen die Vorteile der Stille erkennen, fällt es im hektischen Alltag oft schwer, sich bewusst Zeit dafür zu nehmen. Doch auch in einem vollen Tagesplan gibt es viele Möglichkeiten, Stille in das eigene Leben zu integrieren.

Morgenrituale in Stille
Der Morgen bietet eine ideale Gelegenheit, um den Tag in Ruhe zu beginnen. Anstatt gleich nach dem Aufstehen das Handy zu überprüfen oder sich in die Aufgaben des Tages zu stürzen, kann man sich fünf bis zehn Minuten Zeit nehmen, um still zu sitzen und sich auf den bevorstehenden Tag einzustimmen. Diese Praxis fördert einen achtsamen Start und gibt uns die Möglichkeit, bewusst in den Tag zu gehen.

Achtsames Gehen in der Natur
Ein Spaziergang in der Natur bietet eine hervorragende Gelegenheit, um Stille zu erleben. Die Geräusche der Natur – das Rauschen der Bäume, das Zwitschern der Vögel, das Plätschern eines Bachs – wirken beruhigend auf unseren Geist und helfen uns, den inneren Lärm zu reduzieren. Wenn wir in der Natur achtsam gehen, können wir die Stille nicht nur hören, sondern auch spüren und uns mit ihr verbinden.

Stille am Arbeitsplatz
Auch im beruflichen Alltag können wir uns Momente der Stille schaffen. Sei es in der Mittagspause oder nach Abschluss eines Projekts – ein paar

Minuten des bewussten Innehaltens helfen, den Geist zu klären und wieder neue Energie zu schöpfen. Ein einfacher Trick ist es, sich in der Pause auf den Atem zu konzentrieren, die Augen zu schließen und für einen Moment alle Gedanken loszulassen.

Abendliche Stille-Rituale
Vor dem Schlafengehen bietet sich ebenfalls eine gute Möglichkeit, den Tag in Stille zu beenden. Anstatt den Tag mit Fernsehen oder Social Media ausklingen zu lassen, kann man sich bewusst einige Minuten in Stille nehmen, um den Tag zu reflektieren. Diese Praxis hilft nicht nur dabei, den Geist zu beruhigen, sondern fördert auch einen erholsamen Schlaf.

Die Herausforderungen der Stille

Für viele Menschen kann es eine Herausforderung sein, Zeit in Stille zu verbringen. Unsere moderne Gesellschaft ist geprägt von Ablenkungen, und viele haben verlernt, sich mit der Stille wohlzufühlen. Wenn wir uns zum ersten Mal bewusst in die Stille begeben, kann dies ungewohnt und sogar unangenehm sein, da wir mit unseren Gedanken und Gefühlen konfrontiert werden, die wir sonst durch äußere Reize verdrängen.

Doch gerade in diesen Momenten liegt die Chance für Wachstum. Die Fähigkeit, Stille zuzulassen und auszuhalten, ist ein wichtiger Schritt auf dem Weg zu mehr Achtsamkeit. Es ist normal, dass der Geist anfangs unruhig ist und sich in alle Richtungen bewegt. Mit der Zeit lernen wir jedoch, diesen Zustand zu akzeptieren und die Stille als wertvollen Raum für Reflexion und Entspannung zu nutzen.

Fazit: Die heilende Kraft der Stille

Zeit in Stille zu verbringen, ist ein Geschenk an uns selbst. In einer Welt voller Lärm und Ablenkungen bietet uns die Stille die Möglichkeit, innezuhalten, Klarheit zu gewinnen und uns mit unserem inneren Selbst zu verbinden. Ob durch Meditation, Spaziergänge in der Natur oder bewusste Pausen im Alltag – Stille hilft uns, achtsamer zu leben und unser Wohlbefinden zu stärken.

Indem wir regelmäßig Zeit in Stille verbringen, kultivieren wir nicht nur innere Ruhe, sondern auch ein tieferes Verständnis für uns selbst und die Welt um uns herum. Die Stille ist eine Einladung, den gegenwärtigen Moment bewusst zu erleben und uns von den hektischen Anforderungen des Alltags zu lösen. Sie ist der Raum, in dem wir unser wahres Selbst finden können – frei von Ablenkungen und Bewertungen.

15) Loslassen: Der Schlüssel zur inneren Freiheit

Loslassen ist ein zentrales Thema im Rahmen eines achtsamen Lebensstils. Es bedeutet, sich von emotionalen, mentalen und manchmal auch physischen Lasten zu befreien, die unser Wohlbefinden beeinträchtigen. Oft halten wir an Dingen, Gedanken oder Situationen fest, weil wir glauben, dass sie uns Sicherheit geben oder weil wir Angst vor dem Unbekannten haben. Doch das Festhalten führt häufig zu Stress, innerer Unruhe und Leid. Loslassen ist der Prozess, diesen Ballast abzulegen und Raum für Neues zu schaffen – für mehr Freiheit, Klarheit und Lebensfreude.

Die Bedeutung des Loslassens

Im Kontext der Achtsamkeit bedeutet Loslassen, den gegenwärtigen
Moment ohne Anhaftungen zu erleben. Das Leben ist voller
Veränderungen, und der Versuch, die Dinge, wie sie sind, zu kontrollieren
oder festzuhalten, führt oft zu Frustration. Indem wir loslassen, akzeptieren
wir die Unbeständigkeit des Lebens und lernen, in Harmonie mit den
natürlichen Flüssen des Lebens zu leben.

Loslassen bedeutet nicht, passiv zu sein oder Verantwortung aufzugeben.
Es ist vielmehr eine bewusste Entscheidung, uns von dem zu lösen, was
uns belastet oder uns daran hindert, inneren Frieden zu finden. Es
ermöglicht uns, in die Gegenwart zurückzukehren und das Leben so zu
akzeptieren, wie es ist – in seiner Fülle und in seiner Vergänglichkeit.

Emotionale Anhaftungen loslassen

Ein häufiger Grund für inneren Stress ist unsere emotionale Anhaftung an vergangene Ereignisse, Beziehungen oder Erwartungen. Manchmal halten wir an alten Verletzungen, Enttäuschungen oder Konflikten fest, weil wir uns emotional so tief damit verbunden fühlen, dass es uns schwerfällt, sie loszulassen. Doch genau dieses Festhalten führt zu einer endlosen Schleife negativer Gedanken und Gefühle.

Stell dir vor, du trägst einen schweren Rucksack voller alter Erinnerungen und unerfüllter Erwartungen. Dieser Rucksack belastet dich bei jedem Schritt und hindert dich daran, den Moment zu genießen. Loslassen bedeutet, diesen Rucksack bewusst abzulegen. Es heißt, zu akzeptieren, dass die Vergangenheit vorbei ist und dass die Zukunft ungewiss bleibt. Ein Beispiel wäre, sich von dem Schmerz einer gescheiterten Beziehung zu lösen, anstatt in Trauer oder Groll zu verharren. Indem wir den Schmerz anerkennen und akzeptieren, schaffen wir Raum für Heilung und neue Möglichkeiten.

Negative Gedankenmuster loslassen

Neben emotionalen Anhaftungen können auch negative Gedankenmuster unser Wohlbefinden beeinträchtigen. Wir neigen oft dazu, uns in Grübeleien oder Sorgen zu verstricken, die uns vom Hier und Jetzt ablenken. Diese Gedankenketten sind wie Schleifen, die sich immer wiederholen und uns in einem Zustand von Angst oder Stress gefangen halten.

Die Praxis des achtsamen Loslassens hilft uns, diese Muster zu erkennen und uns von ihnen zu lösen. Ein hilfreiches Beispiel ist die Meditation. Wenn wir meditieren, werden wir uns der endlosen Gedanken bewusst, die durch unseren Geist ziehen. Statt an diesen Gedanken festzuhalten oder sie zu bewerten, lassen wir sie sanft los und kehren immer wieder zum Atem oder zur Achtsamkeit zurück. Diese Praxis schult unseren Geist darin, nicht an Gedanken oder Gefühlen festzuhalten, sondern sie kommen und gehen zu lassen, wie Wolken, die am Himmel vorüberziehen.

Loslassen von Erwartungen

Erwartungen an uns selbst, andere Menschen oder bestimmte Lebenssituationen führen oft zu Enttäuschung und Frustration. Wenn die Realität nicht unseren Erwartungen entspricht, reagieren wir mit Enttäuschung oder sogar Ärger. Loslassen bedeutet, diese Erwartungen bewusst zu hinterfragen und sie loszulassen, um das Leben so anzunehmen, wie es ist.

Ein praktisches Beispiel für das Loslassen von Erwartungen wäre im Arbeitsleben zu finden. Viele Menschen setzen sich unrealistisch hohe Ziele und erwarten von sich selbst, immer perfekt zu sein. Das führt zu Stress und Erschöpfung. Wenn wir jedoch lernen, diese unrealistischen Erwartungen loszulassen, geben wir uns selbst die Erlaubnis, Fehler zu machen und uns in unserem eigenen Tempo weiterzuentwickeln.

Ebenso verhält es sich mit unseren Erwartungen an andere. Wenn wir immer erwarten, dass unsere Mitmenschen uns in einer bestimmten Weise behandeln oder sich nach unseren Vorstellungen verhalten, wird es unweigerlich zu Konflikten kommen. Loslassen bedeutet hier, anderen die Freiheit zu geben, so zu sein, wie sie sind, und uns auf das zu konzentrieren, was wir selbst kontrollieren können – unsere Reaktion auf die Situation. Beispiele aus dem Alltag:

Materiellen Besitz loslassen

Minimalismus ist ein modernes Beispiel für die Kunst des Loslassens. In einer Konsumgesellschaft neigen wir dazu, immer mehr anzuhäufen – sei es Kleidung, Möbel oder elektronische Geräte. Doch dieser materielle Besitz belastet uns oft mehr, als er uns Freude bringt. Loslassen bedeutet hier, sich von überflüssigen Dingen zu trennen und nur das zu behalten, was uns wirklich bereichert. Ein minimalistisch gestalteter Wohnraum kann uns das Gefühl von Freiheit und Klarheit geben, das wir oft in der materiellen Welt suchen.

Perfektionismus loslassen

Viele Menschen neigen dazu, an einem Idealbild von Perfektion festzuhalten – sei es im beruflichen oder im privaten Leben. Doch Perfektionismus ist eine Illusion und führt oft zu Stress und Enttäuschung. Ein Beispiel wäre, sich selbst zu erlauben, nicht perfekt sein zu müssen. Indem wir den Anspruch an uns selbst loslassen, immer die besten Ergebnisse zu erzielen, erfahren wir mehr Leichtigkeit und Zufriedenheit.

Kontrolle loslassen

Ein weiteres Beispiel für Loslassen ist der Versuch, die Kontrolle über alles und jeden zu haben. Wir neigen oft dazu, uns einzureden, dass wir das Leben und die Menschen um uns herum kontrollieren können. Doch das Leben ist von Natur aus unvorhersehbar. Ein Beispiel hierfür wäre, in stressigen Situationen bewusst einen Schritt zurückzutreten und die Dinge so zu akzeptieren, wie sie sind, anstatt ständig zu versuchen, alles im Griff zu haben.

Die Herausforderungen des Loslassens

Loslassen ist oft leichter gesagt als getan. Besonders schwierig wird es, wenn wir uns emotional stark mit etwas verbunden fühlen, sei es eine Beziehung, ein Ziel oder eine Vorstellung. Doch gerade diese Bindungen führen oft zu innerem Leid. Der Prozess des Loslassens erfordert Geduld und Mitgefühl mit uns selbst. Es ist wichtig zu erkennen, dass Loslassen nicht bedeutet, etwas zu verlieren, sondern vielmehr, uns selbst zu befreien.

Der erste Schritt ist das Bewusstwerden dessen, was wir loslassen möchten. Oftmals sind wir uns nicht einmal darüber im Klaren, dass wir an etwas festhalten, das uns belastet. Achtsamkeit hilft uns dabei, diese unbewussten Anhaftungen zu erkennen und zu akzeptieren.

Fazit: Loslassen als Weg zur inneren Freiheit

Loslassen ist eine kraftvolle Praxis, die uns hilft, mehr Leichtigkeit und Frieden in unser Leben zu bringen. Es befreit uns von alten Belastungen und gibt uns Raum für Neues. Indem wir lernen, uns von emotionalen Anhaftungen, negativen Gedankenmustern und übermäßigen Erwartungen zu lösen, schaffen wir Platz für Klarheit, Freiheit und Lebensfreude.

Loslassen ist ein Prozess, der Übung und Geduld erfordert, aber die Belohnung ist groß. Wir erleben mehr Zufriedenheit und innere Ruhe, wenn wir uns von dem Ballast des Festhaltens befreien. In einer Welt, die uns oft dazu ermutigt, immer mehr anzuhäufen und zu kontrollieren, ist Loslassen eine erfrischende und heilsame Praxis, die uns zu einem authentischeren und erfüllteren Leben führen kann.

Schlusswort: Dein Weg zu einem achtsamen Leben

Mit dem Abschluss dieses Buches hast du eine tiefe Reise in die Welt der Achtsamkeit unternommen. Jeder Schritt, jedes Kapitel hat dich eingeladen, bewusster zu leben, dein Denken und Handeln in Einklang zu bringen und aufmerksamer mit dir selbst und deiner Umwelt umzugehen. Vielleicht hast du bereits erste Veränderungen in deinem Leben bemerkt – ein wenig mehr Ruhe, ein tieferes Verständnis für deine Bedürfnisse oder eine sanftere, mitfühlendere Haltung dir selbst gegenüber.

Achtsamkeit ist kein Ziel, das man einfach erreicht. Es ist eine fortwährende Praxis, die uns immer wieder zurück in den Moment führt. Sie erinnert uns daran, dass wir inmitten der Herausforderungen des Alltags immer wieder auf uns selbst und auf das, was wirklich wichtig ist, zurückkommen dürfen. Dies ist ein Weg, der Geduld und Hingabe erfordert – aber jeder kleine Schritt bringt uns näher zu mehr innerer Ruhe, Klarheit und Lebensfreude.

In den Kapiteln hast du gelernt, wie wichtig es ist, Positive Selbstgespräche zu führen, dich selbst liebevoll zu reflektieren und deine Gedanken zu ordnen. Du hast erfahren, wie kraftvoll es sein kann, Grenzen zu setzen, Minimalismus zu leben und bewusst mit deinem Konsumverhalten umzugehen. Themen wie Vergebung und das Loslassen haben dir gezeigt, wie du emotionale Altlasten abwerfen kannst, um mehr Freiheit zu erfahren.

Dieser Weg endet jedoch nicht hier. Vielmehr beginnt nun der wahre Prozess: das Umsetzen dessen, was du gelernt hast, in deinen Alltag. Es geht darum, Routinen und Rituale zu schaffen, die dich jeden Tag daran erinnern, achtsam zu bleiben. Vielleicht hast du bereits Ideen für kleine Schritte, die du integrieren kannst – ob es eine Morgenmeditation, ein bewusstes Gespräch oder einfach ein Moment der Stille ist.

Ich wünsche dir auf deinem weiteren Weg viel Freude, Mut und Geduld. Möge die Praxis der Achtsamkeit dich unterstützen, dich in deinem Alltag zu stärken und dir die Kraft zu geben, auch in turbulenten Zeiten bei dir zu bleiben.

Und wenn du bereit bist, tiefer in bestimmte Aspekte der Achtsamkeit einzutauchen, erwartet dich im zweiten Teil dieses Buches noch mehr Inspiration und wertvolle Impulse, um ein Leben in Harmonie und

Bewusstsein zu führen. Bis dahin: Gehe achtsam, gehe bewusst – Schritt für Schritt.

Möge dein Weg von innerer Ruhe und Klarheit begleitet sein.